日本骨科名醫 磐田振一郎 著　林慧雯 譯

擁有好膝力！逆轉退化性膝關節炎

最強膝蓋診治保健法，告別疼痛
找回蹲坐行走自如的雙腿！

H2O 原水文化　100歳まで自分の足で歩ける ひざ年齢若返りメソッド

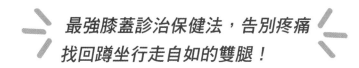

目次
Contents

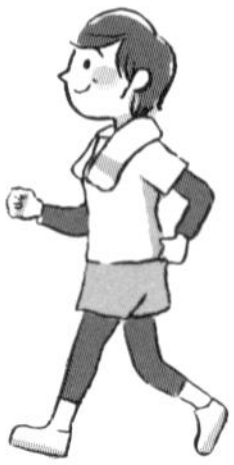

第1章

顛覆對「膝蓋疼痛」治療的認知

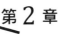

第2章 膝蓋疼痛是一種老化現象

第3章 讓膝蓋重返年輕，找回行動自如的雙腿

第4章

骨科專科醫師最希望大家知道的最佳治療法

推薦序1

「膝」望工程——膝關節的保健DIY

前中華民國關節重建醫學會理事長
前高雄長庚紀念醫院院長
高雄長庚紀念醫院骨科部關節重建科教授
◎李炫昇　教授

城邦原水文化出版社翻譯日本骨科醫師磐田振一郎所著《擁有好膝力！逆轉退化性膝關節炎》一書，介紹退化性膝關節炎的常識，希望可以讓民眾更了解膝蓋保健問題，對民眾經常困惑的問題也提出了實證或個人經驗加以解說，例如要不要吃葡萄糖胺？打玻尿酸、類固醇、PRP有效嗎？微創手術關節鏡清創有效嗎？幹細胞治療有效嗎？這也是筆者在臨床工作中常常被問到的問題，磐田醫師是骨科專業，透過淺顯易懂的說明讓這本書值得一讀。

台灣在二〇一七年超過65歲的人口比例已達14%，至二〇二五年預估會超過

20％成為超高齡社會，關節炎在高齡化社會是一個值得重視的問題，關節疼痛與功能退化不只會影響生活品質，也會造成醫療資源的耗用，目前台灣每年接受人工膝關節手術置換的病人已高達2萬7千人以上，研究顯示台灣超過50歲的成人有關節炎的比例約為37％。

膝關節就像是汽車的輪胎與轉向系統，想要蹲坐自如、輕鬆轉身、靈活奔跑、上山下海需要的就是一雙穩定有力的膝關節，但是如果沒有正確使用與保健膝關節，非常容易發生運動傷害或退化，車子的輪胎平常要打氣充足才會跑的輕盈，關節軟骨也要適當打氣讓軟骨中的基質能充分的吸收水分、軟骨細胞得到關節液的滋養才會QQ彈彈，就像踏在綿密青翠茹茵的綠草上；由於軟骨是很特殊的組織，裡面沒有血管與神經，所以即使已經開始磨損也不一定會有症狀，要一直到引起滑液膜發炎、刺激到骨膜或韌帶才會開始疼痛腫脹；膝關節的韌帶結構也很精密複雜，最重要的有前後十字韌帶與內外側韌帶，這四條韌帶就像是椅子的四個腳，當其中一條以上發生障礙或斷裂時，椅子就會站不穩，因此就不容易上下坡或在運動時做出閃人切入等高難度的動作。

膝關節又稱做膝蓋，因為髕骨蓋在大腿骨的前方，如果肌少無力（股四頭肌）、或長時期蹲踞跪姿工作，也容易造成髕骨軟骨軟化及脫位，年輕人在爬樓梯時總說上樓很喘下樓很容易，為什麼諺語說上山容易下山難？其實我們有時候看到老人家要用倒退嚕下樓梯就是因為膝關節出問題了，沒有辦法提供穩定的支撐，所以說膝關節的保健真的是一個「膝望工程」。

如果您要問我如何保健ＤＩＹ，最重要的就是要運動，但是有十六字箴言須記住：**避免受傷、正確使用、循序漸進、持之以恆**。運動前要暖身拉筋，運動中要量力而為，運動質量要循序漸進，要記得補充水分電解質，運動後要緩和鬆筋，俗諺說**雙腿是第二個心臟**，希望讀者們都能練好雙腿、健康長壽活到超過一百歲。

推薦序2

改變生活習慣，改善膝蓋問題

臺大醫院骨科部主任
◎楊榮森 教授

隨著人口老化、生活型式改變、飲食選項增加、運動量減少，令諸多慢性病如三高症候群和肥胖病患增多，而退化性關節炎病患數目，更成為骨科門診診療的大宗，其中膝部退化性關節炎尤為常見，病患數與日俱增。膝部退化性關節炎的病患會出現膝部腫脹、積水、疼痛和關節運動範圍受限的情況，持續進展者會出現關節外觀變形，導致病患行動不便，寸步難行。

膝部退化性關節炎是一個多成因疾病，評估膝部退化性關節炎的病因時，應多層面評估，如年紀、創傷、荷重、與感染等，許多其他關節疾病最後都會破壞關節軟骨和結構，形成膝部退化性關節炎，例如半月板受傷，十字韌帶斷裂，骨折脫位，發炎性關節炎等，都會造成病患的疼痛和功能障礙，對臨床負擔很大。

雖然退化性關節炎是導致功能障礙的重大病因，但當前的醫療並未能治癒退化性關節炎，面對此種從年輕起，長年以來，持續活動、勞動和運動所承受的負荷和累積傷害，導致年老時出現的嚴重關節變形和發炎，都隨著年紀增大而越來越多，病患也常常同時發生許多部位的關節炎，包括脊椎、膝部、髖部、手指、足踝等部位，因此在治療上應面對的是病患的整體情況，而不是針對單一的膝部。

治療目標在於控制病患的症狀和疼痛，緩解病情，改善功能和提高生活品質。可是許多關節炎病患會成為慢性病況，同時引起許多相關問題，因此治療上絕對不是單純治療膝部疼痛而已。

針對早期病患的治療首選，乃是非手術治療，包括改變生活習慣，調整飲食、減輕體重、減輕工作負荷，必要時應服藥，如口服止痛藥，注射型止痛藥和局部使用型的噴劑、藥膏和貼布等，但要注意副作用。另外，也可施行關節內注射類固醇式，可直接注射類固醇到關節內，以改善症狀，增進功能與減少疼痛（不過最近較少使用），或者注射局部麻醉藥，但可能會發生軟骨傷害，不建議常規使用。

此外，接受物理治療復健、肌力訓練、使用輔具保護，都是膝蓋保健的重點，運動處方則需依病患的情況選用合適的運動，以維持身體功能。目前另有使用葡萄糖胺、生物製品療法關節內注射，如玻尿酸、含高濃度血小板的血漿（PRP）、幹細胞等方式來改善膝蓋問題（不過這些正在發展中，尚未得到一致共識）。手術方則包括關節鏡手術，或高位脛骨截骨矯正術等，人工關節置換手術，依病情而定。

前述種種，難以一一陳述，欣聞城邦原水文化出版社最近出版一本日文翻譯書，書名是《擁有好膝力！逆轉退化性膝關節炎》，該書由日本骨科醫師磐田振一郎所著，主要介紹退化性關節炎等膝蓋疼痛問題的保健與改善，透過此書，精要介紹膝部退化性關節炎的種種知識，內容完整，說理清晰，可以讓大家快速瞭解膝蓋保健問題，因此我樂於推薦本書。

作者序 ◎磐田振一郎

膝蓋健康會影響生活品質

大多數人都正為膝蓋疼痛所苦

「膝蓋好痛，走起路來好痛苦。」

「以前根本不在意膝蓋疼痛，可以盡情享受旅行的樂趣。」

「膝蓋疼痛得夜裡難以成眠。」

當我聆聽著病友們的困擾時，我了解到大家在生活中都因為膝蓋疼痛，在各種層面上拚命忍耐、甚至放棄了許多事物。

話說回來，膝蓋本來就是要負責支撐在其上方的身體，光是站著、走路，就會造成相當程度的負擔。

一年當中都只靠這兩個小小的關節，持續負擔如此沉重的負荷，隨著年齡增長而漸漸開始感到疼痛，也是一件很合理的事。

其中，被稱之為「退化性膝關節炎」的這種疾病，在50歲以上的日本男性中每10人會有1人、同年齡女性中4人會有1人患有此疾，而這也是最容易引起膝蓋疼痛的原因。

相較於男性，女性患病的比例較高，而且隨著年齡增長，罹患率也有越來越高的傾向。

不僅如此，60歲以上的女性中，竟然每2人就有1人罹患退化性膝關節炎。

編註：據衛生福利部統計，國人膝關節退化的盛行率約15%，有350萬人飽受關節疼痛之苦，58歲以上長者，每5人中就有1人有關節退化問題。

所謂的退化性膝關節炎，指的是在大腿骨與脛骨之間作為緩衝的軟骨受到磨損的疾病。

當大腿骨與脛骨之間的緩衝部分越來越少，會使得兩邊的骨頭露出，每當膝蓋承受體重時，露出來的兩邊骨頭就會互相摩擦、造成疼痛。

有時候也可能會引起發炎，使包圍著關節的滑液膜分泌出過量的關節液，造成膝蓋變得腫大。

這就是所謂「膝蓋積水」的狀態。

◈膝蓋健康會大幅左右人生品質

退化性膝關節炎是一種會持續惡化的疾病。

不過，這種疾病卻是以十年、二十年為單位，以極為緩慢的速度惡化。

也就是說，就算已經罹患退化性膝關節炎，只要盡早開始接受治療、同時改善生活習慣，也能夠長久維持行動自如的雙腳。

我在大學畢業後，在各地的綜合醫院中擔任骨科醫師，主要以人工關節置換手術為主，為病友進行診療。

之後在美國史丹佛大學留學時，則是運用MRI進行膝軟骨研究，同時也研究膝蓋動作解析，因此膝蓋治療可說是我的專長。

回國後，我在東京成立了一間專門治療膝蓋的診所，即便如此，每週仍有一半的時間在綜合醫院中負責執刀，進行膝蓋手術。

就這樣，我在二十年內執刀超過兩千件膝蓋手術，不過從以前開始，我就經常對某件事產生很深的感慨。

「在膝蓋狀況差到要接受人工關節置換手術之前，難道沒有什麼方法可以改善嗎？」

「難道沒有除了手術之外的劃時代方法嗎？」

我苦思不已。

這也成了我開設診所的契機。

人工關節置換手術的確是一項非常優秀的手術。

不僅病例數量非常多，以現在日本的醫療水準而言，民眾也能夠接受到安全又高品質的手術。不過，接受這項手術必須住院長達一個月，對接受手術的病友而言會造成相當程度的精神壓力，在這一個月當中必須請假休息，在經濟上也會造成負擔，可說是其缺點。

超越西醫與中醫範疇的膝蓋保健法

除了骨科醫師最擅長的手術、藥物療法與復健之外，還有沒有什麼方法可以提升病友的生活品質呢？

在思考這個問題的過程中，我注意到了針灸、整骨、中藥等中醫，以及飲食療法、營養補充品等帶來的好處。

其中，雖然有許多方法在坊間都被認為具有一定的效果，不過卻因為缺少科學研究，通常都被骨科醫師蓋上了「沒有根據」的烙印，對於這些方法敬而遠之。

我認為，只要是副作用少、能為病友帶來好處的治療法，無論是什麼都應該要試試看，因此在二〇〇九年成立了「ＮＰＯ法人腰痛、膝痛團隊醫療研究所」，超越不同業界的藩籬，與針灸師、整骨師一起聯手改善病人的疼痛。

本書中不僅囊括了身為膝蓋專科骨科醫師的我，經過長年診療後所獲得的經驗，也從針灸、中藥、整骨、中醫、營養補充品、運動療法、飲食生活等廣泛的觀點，彙整出許多方法，即使膝蓋已經產生疼痛，也能持續用自己的雙腳一直走到１００歲，最終以這本書將「讓膝蓋年齡重返年輕的方法」呈現在各位眼前。

當然，即便是膝蓋還沒開始疼痛的人，也可以在這本書中學習到許多有用的方法，成功預防未來的膝蓋疼痛情況。

你再也不需要像之前一樣，長期忍耐著膝蓋的疼痛，甚至不得不放棄自己喜愛的事物！

我由衷希望有更多人可以擁有年輕的膝蓋，度過愉快的人生。

重返年輕
的方法
第❶種

1天3分鐘
就能做到

讓膝蓋重返年輕的體操重點

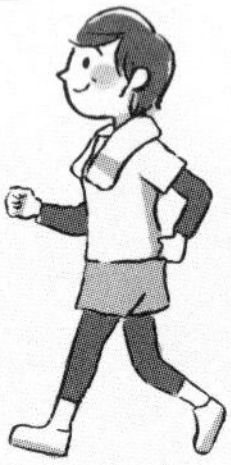

重點 1

維持正確的姿勢進行體操非常重要。
一旦姿勢不正確，就無法對需要鍛鍊的肌肉施加負荷，無法發揮效果。

重點 2

運動次數只是建議的大約範圍而已，就算自己能做到的次數較少也沒關係。請依照自己的體力與身體狀況，在做得到的範圍內持續運動。

重點 3

腳步動作不要太慢，請保持一定的速度進行動作。

重點 4

在此介紹的 3 種體操，即使是膝蓋疼痛的人也能安心進行。最重要的就是每天都要持續做體操。

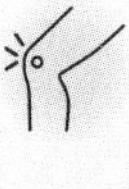

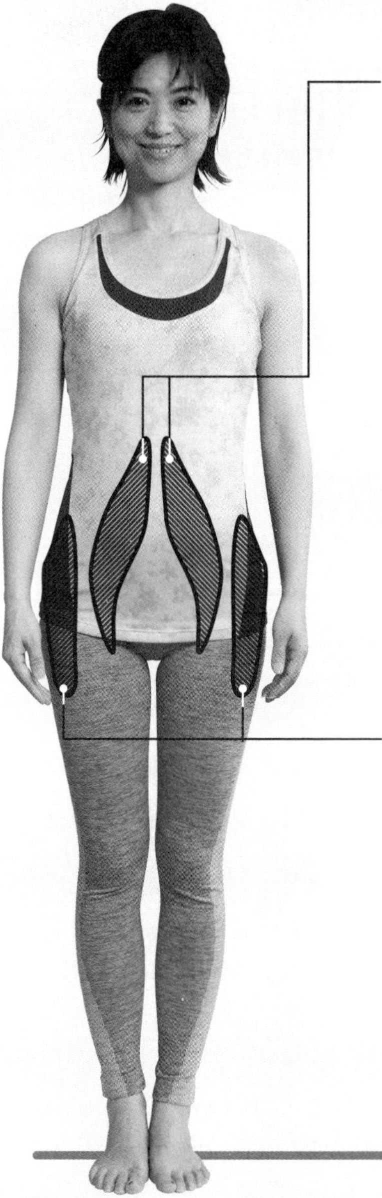

鍛鍊**腰大肌**

腰大肌從腰椎連結到到大腿骨內側，是支撐身體與腿部的唯一肌肉。由於是支撐體幹的肌肉，無法從外側直接觸摸。一旦腰大肌的力量變弱，支撐身體的力量也會跟著變弱，造成膝蓋的多餘負擔，也是造成膝蓋疼痛的原因之一。

鍛鍊**臀中肌**

臀中肌位於臀部上方的外側，連結骨盆與大腿骨，是支撐骨盆的肌肉。臀中肌屬於比較小的肌肉，特徵是很容易衰弱。一旦臀中肌的力量變弱，無論是站立時或步行時，身體左右搖晃的幅度都會變大，對膝蓋造成損傷。

1 分鐘就能做到

體操（一）

仰躺抬腳體操

此體操能鍛鍊腰大肌

由於是以仰躺的方式進行，不會對膝蓋造成負擔，
卻可以確實鍛鍊到體幹。

1 面向上方仰躺

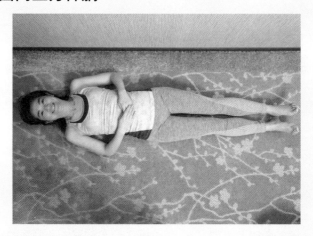

面向上方躺在平坦的地方。將背部肌肉拉直，肚臍朝向天花板。雙手手肘靠在地板上，手掌輕輕合攏於腹部上方，讓全身放輕鬆。

NG

☒背部肌肉彎曲
☒骨盆傾斜、肚臍沒有朝向天花板
☒手臂或身體用力

2　單腳朝外側張開

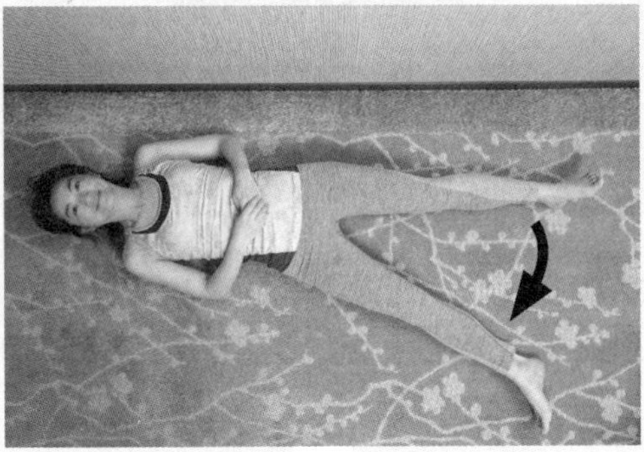

單腳以稍微超過肩膀的幅度往外側張開，接著將張開來的那隻腳腳尖朝向外側。這個動作的重點就在於腳尖方向是否正確。

3　腳部迅速上下移動

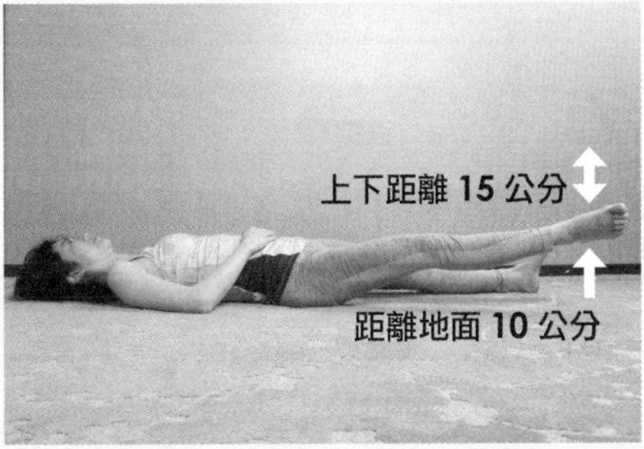

將張開來的那隻腳往上抬起，以距離地面 10 公分的位置為起點，讓腳部迅速上下移動約 15 公分的距離。為了保持不讓腳部接觸到地面，必須留意使臀部與腰部的位置不變、不可移動，左右兩腳分別進行此動作 10 次 ×3 組。

1分鐘就能做到

體操（二）

坐在椅子上抬腳的體操

坐在椅子上鍛鍊腰大肌的體操

看電視或坐在辦公桌前時就可以輕鬆做到，
請積極多做此運動。

1 淺坐於椅子上

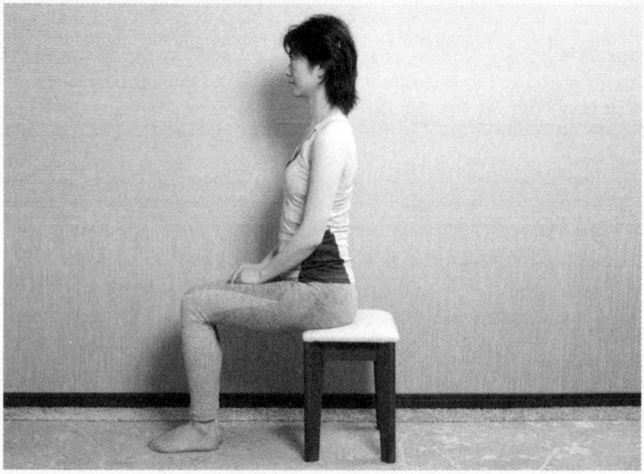

伸直背部肌肉坐在椅子上。坐得淺一些，讓雙腳腳底牢牢貼緊地面。

NG

☒駝背
☒坐得太深
☒身體歪歪斜斜

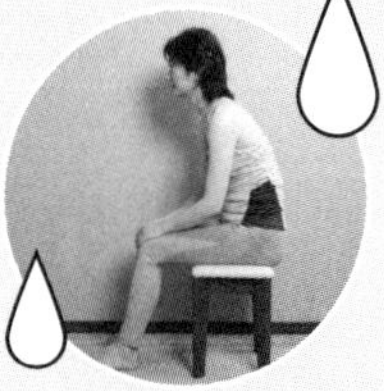

2 讓雙腳張開與肩同寬

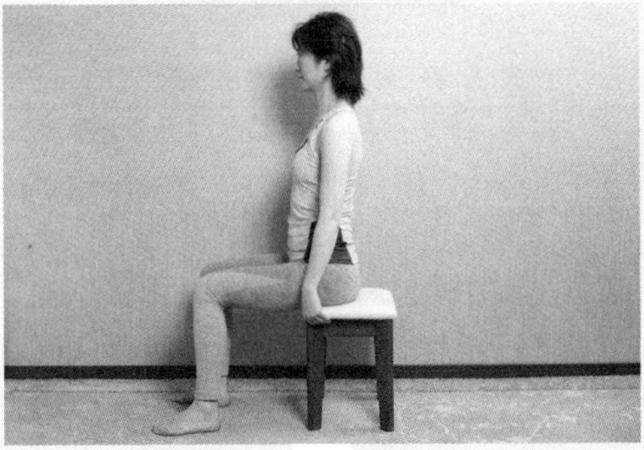

稍微張開雙腳，讓雙腿距離與肩同寬，並讓膝蓋彎曲成直角。雙手分別輕輕放在椅子兩側。

3 大腿迅速上下移動

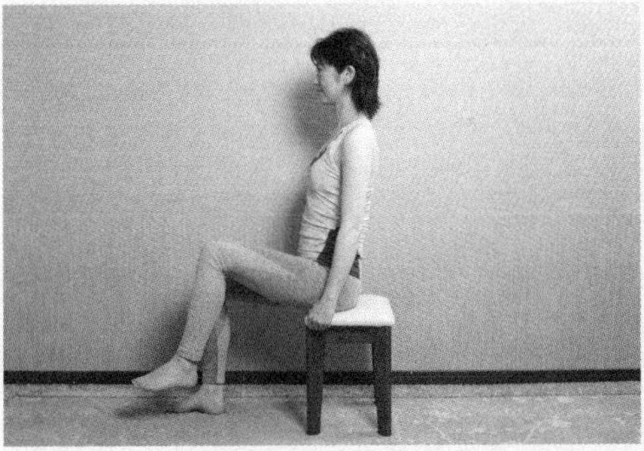

讓單邊大腿迅速上下移動約 10 公分的距離。這個動作的關鍵在於，要在可以維持正確姿勢的範圍內，盡量維持一定的速度上下移動。左右兩腳分別進行此動作 10 次 ×3 組。

1分鐘就能做到

體操（三）

側躺抬腿體操

此體操能鍛鍊臀中肌

由於在日常生活中不太會使用到臀中肌，
必須勤做體操才能鍛鍊到這段肌肉。

1 側躺在地上

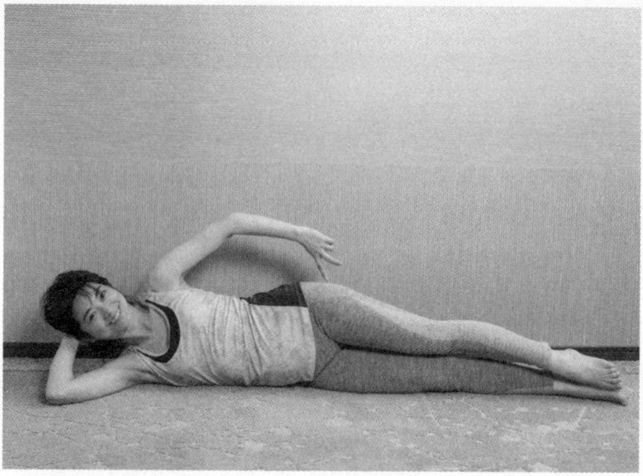

請側躺在平坦的地面上。以手臂支撐頭部，讓頭部保持穩定，必須特別意識到要將背部肌肉與腿部伸直。

NG

☒駝背
☒膝蓋彎曲
☒身體呈現ㄑ字型

2 腳板彎曲成直角狀

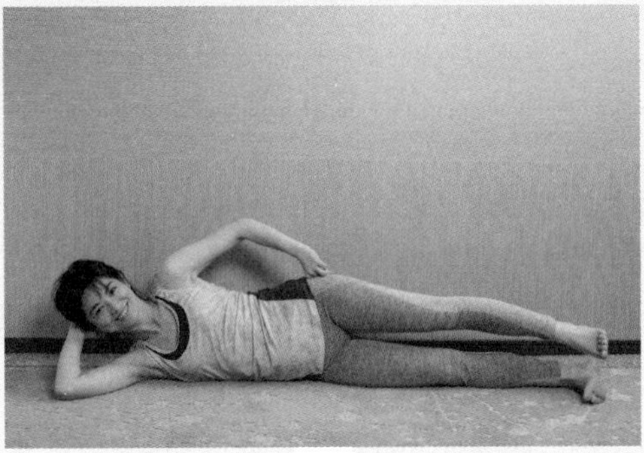

將腳板彎曲成直角狀，視線直直往前看。若是腳板呈現放鬆狀態的話，對臀中肌的刺激將會減半，因此必須持續有意識的將腳板彎曲成直角狀。

3 單腳迅速上下移動

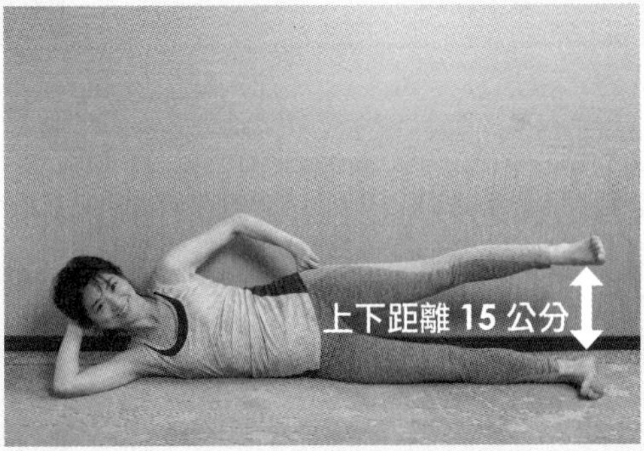

讓位於上方的單腳迅速小範圍移動約 15 公分左右的距離，並不需要大範圍抬起單腳。為了避免產生反作用力，只要用腳部的力量移動即可。接著變換身體方向，左右兩腳分別進行此動作 10 次 ×3 組。

重返年輕的方法

第❷種

按壓穴道自我保健法

在此要介紹能舒緩膝蓋疼痛、有助於恢復雙腿原本狀態的穴道。不僅是在膝蓋疼痛時可以按摩穴道，在健走後或是旅行途中走太多路、甚至是在沐浴中自我保健時都能派上用場。

穴道保健（一）

膝蓋…前方

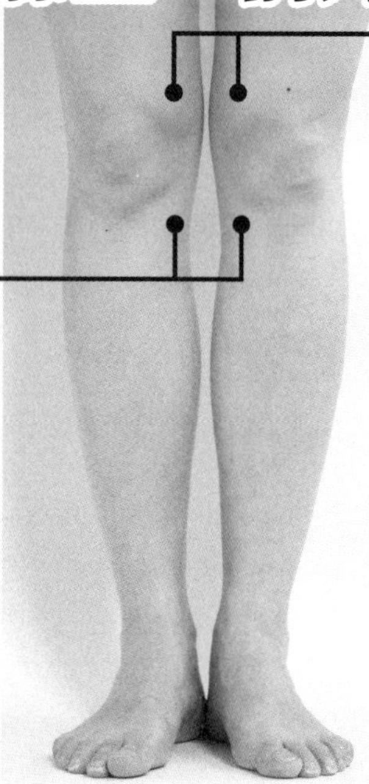

血海穴

血海穴位於從膝蓋骨內側上方的尖角往上數 3 根手指的位置。

按壓這個穴道可以促進下半身的血液循環，緩和膝蓋的疼痛不適。

陰陵泉穴

以手指從脛骨內側往下滑，會找到一個可以讓手指停下來的位置，按壓下去會感到疼痛，就是陰陵泉穴。

除了緩解膝蓋疼痛外，對付雙腿倦怠感也很有效。

促進血液循環，改善膝蓋疼痛　血海穴

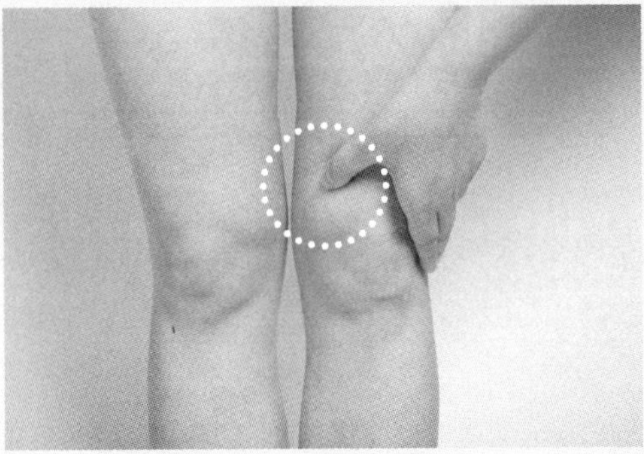

【正確有效按壓法】

把手輕輕放在膝蓋上，以大拇指按壓穴道後再鬆開。
坐在椅子也可以輕鬆按壓這個穴道。

改善膝蓋疼痛、雙腿倦怠感　陰陵泉穴

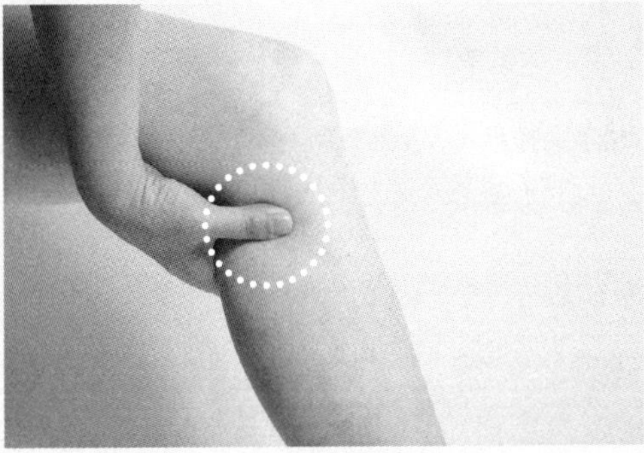

【正確有效按壓法】

張開手掌，讓整個手掌包覆住膝蓋後方，以大拇指按壓穴道後再鬆開。
右腳使用左手、左腳則使用右手，按壓起來會比較輕鬆。

穴道保健（二）

膝蓋…後方

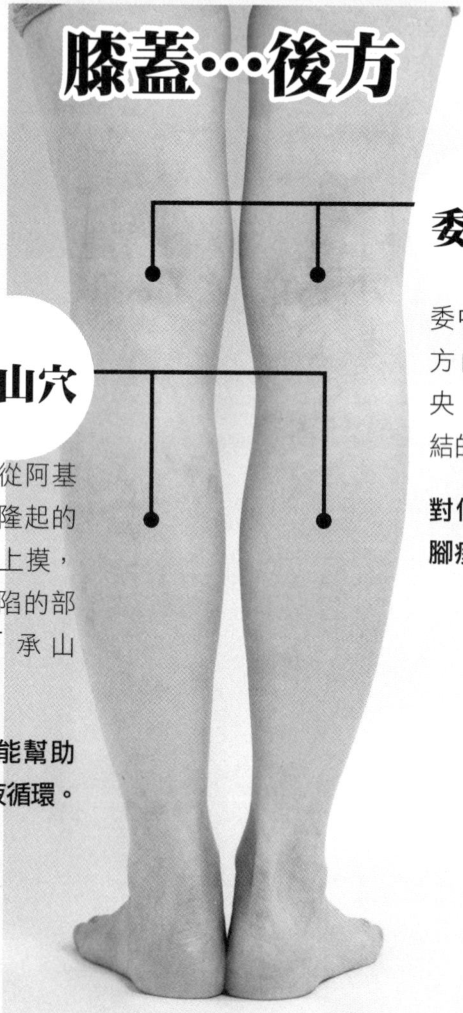

委中穴

委中穴位於膝蓋後方的膕橫紋正中央，相當靠近淋巴結的位置。

對付膝蓋疼痛或雙腳痠麻很有效果。

承山穴

踮起腳尖，從阿基里斯腱沿著隆起的小腿肌肉往上摸，會有一塊凹陷的部位，就是「承山穴」。

按壓此穴道能幫助改善雙腿血液循環。

改善膝蓋疼痛或雙腳痠麻　委中穴

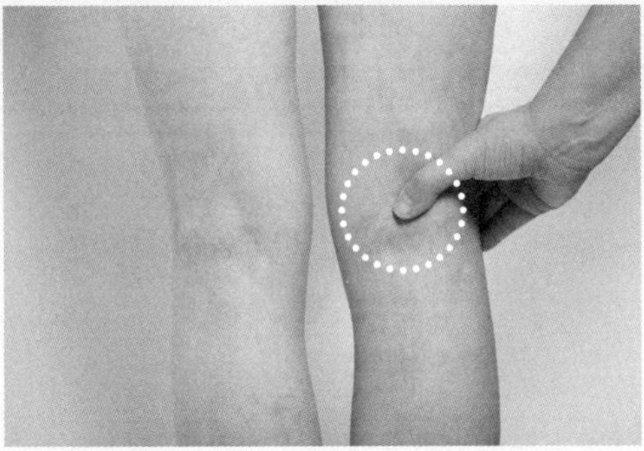

【正確有效按壓法】

利用大拇指按壓位於膝蓋後方正中央的穴道後再鬆開，按壓時注意不要太用力。

建議採取抱膝坐的姿勢按壓起來會比較輕鬆。

改善雙腿血液循環　承山穴

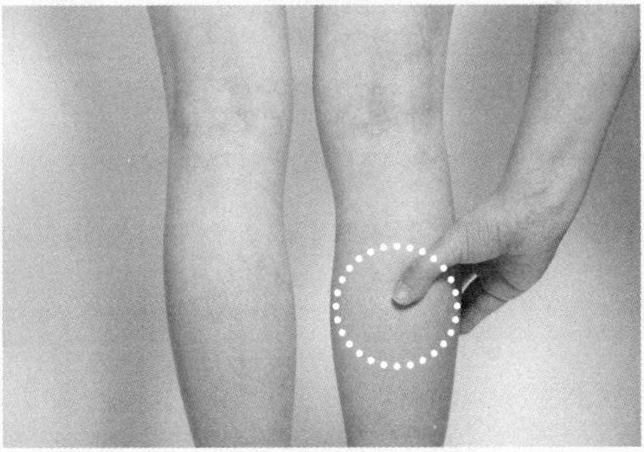

【正確有效按壓法】

利用大拇指按壓位於小腿肚正中央的穴道後再鬆開。

這個穴道也是採取抱膝坐的姿勢，按壓起來會比較輕鬆。

穴道保健（三）

腳部…內側

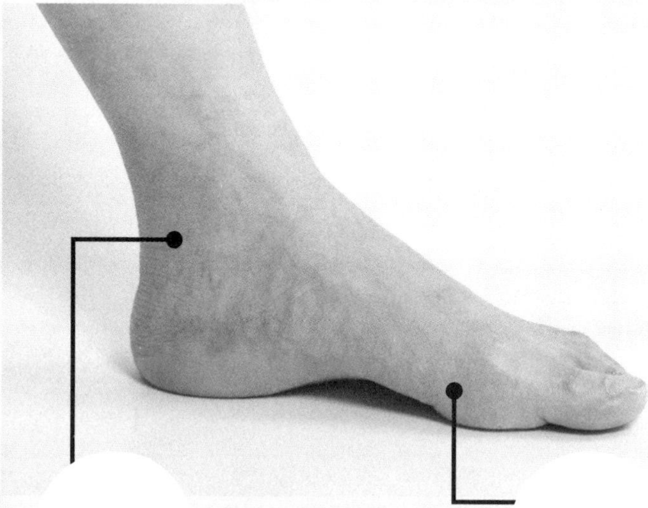

太溪穴

腳踝內側與阿基里斯腱之間有點凹陷的位置，就是「太溪穴」。

不論是解決腳部冰冷、或對付膝蓋疼痛都有效。

太白穴

這個穴道位於腳部大拇指內側骨骼突起的部位後方。

按壓這個穴道可以調整體幹平衡，也能減輕膝蓋的負擔。

改善腳部冰冷或疼痛　太溪穴

最佳時間

✓ 沐浴後

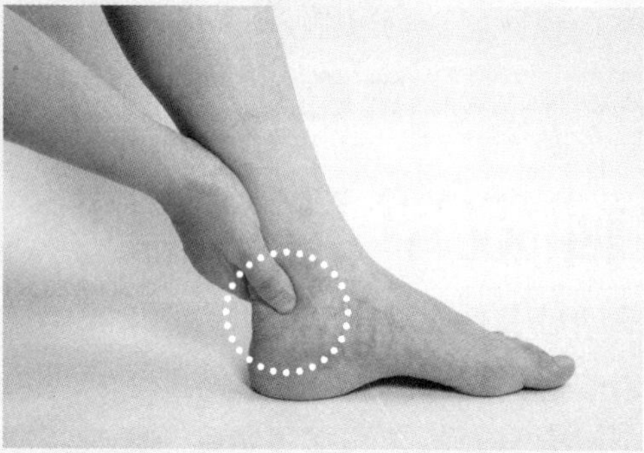

【正確有效按壓法】

感覺像是把整個腳踝抬起來一樣，以大拇指按壓穴道後再鬆開。剛沐浴完後按摩此穴道，對於解決腳部冰冷與膝蓋疼痛特別有效。

減輕膝蓋負擔、調整體幹平衡　太白穴

最佳時間

✓ 出門前

✓ 健走前

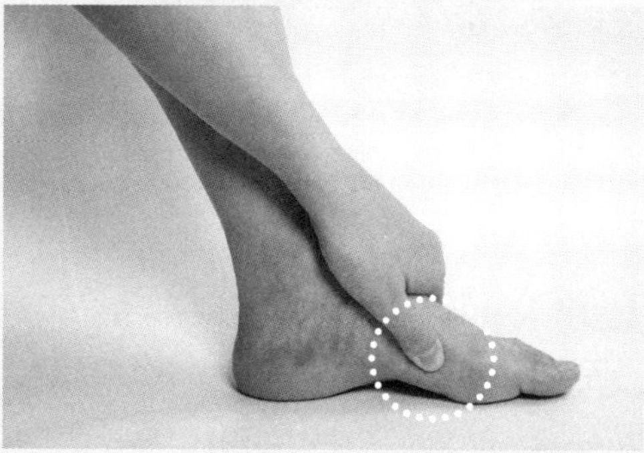

【正確有效按壓法】

用整個手掌包覆住腳背，以大拇指按壓穴道後再鬆開。在出門前或健走前刺激此穴道，便能減輕膝蓋的負擔。

重返年輕的方法

第❸種

神效單品：護膝

想要解決膝蓋疼痛的問題，「護膝」可說是最容易採用的道具之一，也是我最推薦使用的產品。在此，就要針對護膝的選擇重點、什麼樣的人適合使用護膝，進行詳盡解說。

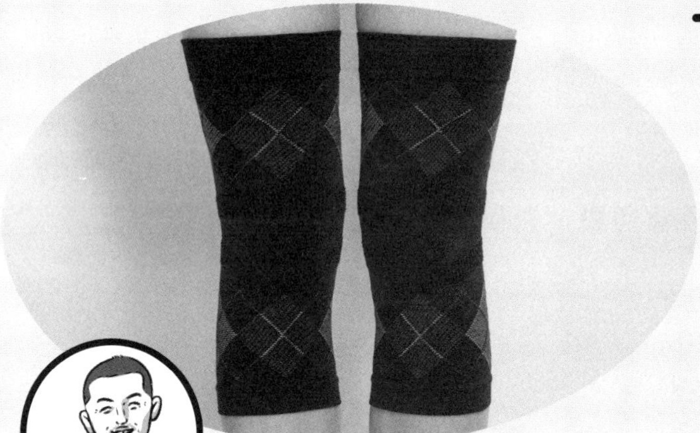

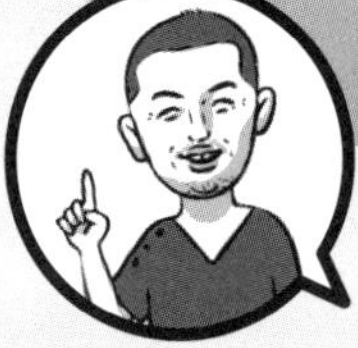

護膝的選擇方式

POINT 1　選擇能讓膝關節獲得固定的構造，就像是運動貼布一樣，包覆住不穩的膝關節。

POINT 2　選擇使用發熱纖維製成，具備保溫效果的護膝，可促進血液循環、緩和疼痛。

POINT 3　選擇質地較薄、具有伸縮性的材質，才不會壓迫到膝關節，對膝蓋的彎曲與伸展造成妨礙。

有下列狀況的人 建議使用護膝

1 天氣寒冷 就會感到疼痛的人

若是天氣寒冷，膝蓋就會疼痛的人，建議使用護膝，讓護膝發揮保溫效果、緩解疼痛。反之，若是膝蓋會因為變熱而浮腫，就應避免使用護膝。

2 隨時都感到 膝蓋隱隱作痛的人

不論年齡高低，若是隨時都感到膝蓋隱隱作痛，建議使用護膝。護膝可以支撐住不穩定的膝蓋，也能減輕膝關節的負擔。

3 從事登山、打高爾夫球 健走等活動的人

護膝有助於減輕運動所帶來的膝蓋損傷，同時預防膝關節疲勞以及膝蓋疼痛。在疼痛感尚未出現前，就可使用護膝保護。

第 1 章

顛覆對「膝蓋疼痛」治療的認知

1-1

開始服用一個月後，就能親身感受到**葡萄糖胺**的功效！

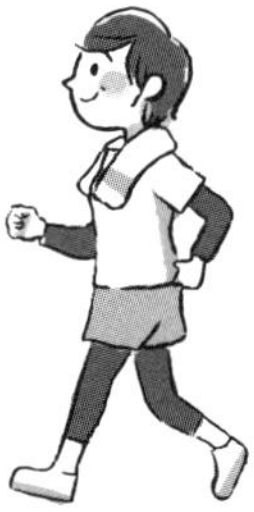

◎葡萄糖胺的真正功效就連醫師也不瞭解

在電視廣告中經常會見到營養補充品「葡萄糖胺」的身影。

大家平常應該也看過很多這類型的廣告，腦海中都有葡萄糖胺對於關節疼痛與膝軟骨很有效的印象吧！

不過，若是詢問一般的骨科醫師：「葡萄糖胺真的有效嗎？」究竟會得到什麼樣的答案呢？

以葡萄糖胺為首的營養補充品，是分類於健康輔助食品，並不屬於醫藥品。

因此，在醫師們之間營養補充品的資訊並不是那麼流通，而且要進行營養補充品的研究也並非那麼容易。

由於營養補充品並不屬於醫師知識的範疇，因此醫師們無法提供詳細的解說，幾乎大部分的醫師只能基於個人見解，對營養補充品的攝取提出建議。

甚至也有些醫師斷定：「這種東西一點效果也沒有！」不過，這樣的發言背後其實並沒有確實的根據。

◇「葡萄糖胺＝治療軟骨」的說法並不可靠

大約十五年前，葡萄糖胺尚未廣為人知，那時有某位病友問了我「葡萄糖胺有效嗎？」我才第一次聽到葡萄糖胺的存在。

「咦～原來還有這種東西呀！除了骨科之外，原來還有業界在注意膝蓋方面的事，真令人意外。不過，光是服用營養補充品、就能夠達到這麼好的效果嗎？」

老實說，當時的我也和其他醫師一樣，以懷疑的心態看待葡萄糖胺。

接下來，日子一轉眼就到了二〇〇五年。

那時我正在史丹佛大學留學，當時大家都認為測量膝軟骨厚度是一件不可能的事，我卻利用ＭＲＩ進行測量膝軟骨厚度的研究。

當我第一次運用這項技術進行實際臨床研究時，便實際驗證了我一直掛在心上的葡萄糖胺功效。

其實，在我開始研究之前，已經有很多位研究者針對葡萄糖胺的功效發表了研究報告。

不過，當時並沒有出現一致的結論。

在許多研究中，都是以疼痛感的有無、對日常生活動作造成多大程度的妨礙為指標，來調查葡萄糖胺的功效。

可是，每個人對於疼痛的感受度有所不同，因此遲遲無法做出明確的結論。

由比利時列日大學流行病學教授 Reginster 等人，在二〇〇一年發表的知名研究中，請 212 位受驗者在三年內持續服用一五〇〇毫克的葡萄糖胺，並觀察這段時間內膝蓋 X 光片的變化。

就結果而言，在X光片上可看出，有在服用葡萄糖胺的人，軟骨摩擦損傷的情形減少了。

不過，由於X光無法實際照出軟骨組織，因此這項數據的可靠性令人存疑。

葡萄糖胺的真正效用並非針對「軟骨」而是對於「發炎」有效

因此，我從二〇〇五年開始進行的研究中，並不只採用X光片，而是利用能真正拍攝到軟骨的MRI，更精準地調查軟骨厚度的變化。

在當時的研究中，並不能認定有在服用葡萄糖胺的人軟骨產生明顯的變化，因此我的結論是，葡萄糖胺不可能達到修復軟骨的功效。

但是，在當時同步實驗的步行疼痛感研究中，卻能看出比起沒有服用葡萄糖胺的人，有服用葡萄糖胺的人，10人中有4～5人的比例，膝蓋疼痛情形獲得了改善。

從上述的結果可得知，葡萄糖胺雖然並不能直接針對軟骨發揮功效、抑制疼痛，卻可以經由別的方式降低疼痛感（發炎）、發揮效用。

不僅如此，可以藉由服用葡萄糖胺緩解膝蓋疼痛情形的人，開始服用後最快在一週內就能感受到明顯的效果，最慢也能在一個月內產生功效。

換句話說，若是服用葡萄糖胺後，一個月內沒有產生效果的話，就可以停止服用，改採用別種方式治療了。

此外，葡萄糖胺更是一種副作用少、安全性備受肯定的成分。

只要事先掌握正確的方法，我認為葡萄糖胺也不失為是一種能改善膝蓋疼痛的優良選項。

1-2

自行忍耐疼痛、拖拖拉拉
不去骨科接受治療
可是大錯特錯！

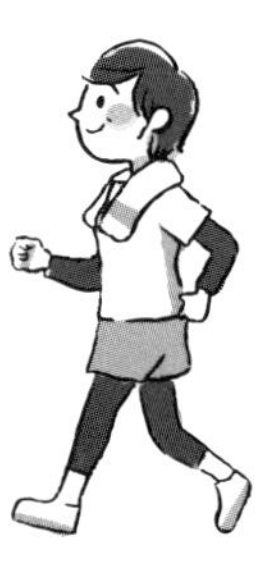

◈「注射玻尿酸」帶來的止痛效果維持不到一週

對於服用止痛藥或使用痠痛貼布無法見效的病友而言，注射玻尿酸是一般對付退化性膝關節炎的下一個手段。

通常一聽到「玻尿酸」，應該很多人都會想到這是化妝品成分吧！在膝蓋注射玻尿酸，究竟是怎麼一回事呢？

在膝關節中含有一種名為「關節液」的液體，擔任膝蓋潤滑油的重責大任。**關節液帶有黏性，可以讓關節動作時更滑潤、同時吸收衝擊力，並為軟骨補充營養，肩負著非常重要的工作。**

而實際上，關節液的主要成分就是玻尿酸。

一旦演變為退化性膝關節炎，關節液中的玻尿酸含量就會減少，並失去黏性，導致關節無法滑潤地移動。

因此，利用注射的方式**直接將玻尿酸注入膝蓋，便能使關節重新恢復滑潤狀態，同時減輕疼痛感**。

儘管這是一種具有即效性、而且副作用少的治療方式，但遺憾的是，日本目前的健保制度對於治療頻率有所限制，以每週注射一次的頻率、注射五次之後，就必須改為每二週才能注射一次。

這裡就出現了一個問題，那就是注射玻尿酸的效果究竟可以維持多久呢？

大多數人在注射玻尿酸之後，效果大約可以維持一週左右的時間。

不過效果維持的天數也是因人而異，有些人注射完玻尿酸後，甚至沒過幾天就失去功效了。

編註：目前台灣的健保有條件的給付膝關節內注射玻尿酸，用法用量依衛生福利部核定方式：每週一次，一次一支，每次療程共注射三次，每年不得超過二個療程。

鼓起勇氣擺脫「玻尿酸迴圈」

「還沒到下一次注射玻尿酸的時間，可是止痛效果已經失效了，變成又必須暫時忍耐膝蓋疼痛，不過還算是持續施打玻尿酸。」

這就是患有退化性膝關節炎的人最容易陷入的**「玻尿酸迴圈」**。

由於注射玻尿酸的目的在於減緩疼痛，**儘管不會對膝蓋產生構造上的改善，但也不會造成惡化。**

可是，若是默默忍耐疼痛的時間變得比不痛的時間還要長，那就是本末倒置了。

「注射玻尿酸這種治療方式並不適合自己。」

若是能及早看穿這一點，乾脆選擇其它治療方式，會是更聰明的作法。

一般而言，骨科醫師在開始採用玻尿酸的治療方式後，每一次診療就很容易變成開始注射玻尿酸、稍微詢問一下膝蓋的狀況如何，注射完畢後就完成了整個診療過程。

而另一方面，病友卻只能自己一個人埋頭煩惱：

「究竟要到什麼時候才會不再疼痛呢？」

抱著滿心的不安與不滿，在玻尿酸迴圈裡不停徘徊打轉。

若是持續接受注射玻尿酸的治療，膝蓋疼痛的時間卻不減反增、感到痛苦不已的話，還是早點跟醫師說清楚自己的情況，詢問是否有其它的治療方式吧！

若是骨科醫師回答你：

「嗯~，依你現在的膝蓋狀態來看，也沒有其他更適合的治療法了。不如還是繼續注射玻尿酸，再努力試試看吧？」

那就請你鼓起勇氣別再看這家骨科了！

但是，**我的意思不是要你去找別的骨科醫師看診。**

因為，無論是哪一家醫院的骨科採用的治療法都一樣，改去別家醫院是沒有任何意義的。

接下來你應該可以嘗試**中醫**及**針灸**等。

因為如果是肌肉方面的原因造成膝蓋疼痛的話，也許中醫的治療會比較適合你。

首先，請先去骨科接受檢查，請醫師確認你的膝蓋狀況如何。若是醫師明確診斷出你的狀況是「退化性膝關節炎」，接下來就要設法解決疼痛問題；而這項治療並不需要堅持在骨科進行。

持續接受玻尿酸治療二個月後，若是沒有感受到效果的話，也不妨把中醫及針灸納入考量，找尋出適合自己身體的治療方式吧！

1-3

注射類固醇能夠有效治療疼痛，千萬不要光憑印象就感到排斥！

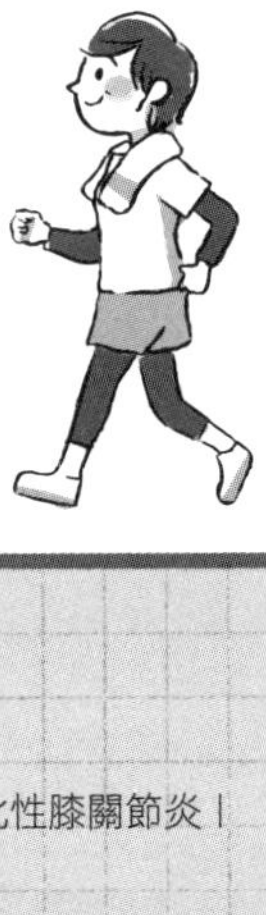

◎若是疼痛感非常強烈，也可以選擇注射類固醇

還有一種藥物注射也對於解決膝蓋疼痛、發炎問題非常有效。

那就是**注射類固醇**。

在我的診所中，若是注射玻尿酸後依然無法減輕病友的疼痛感，接著就會採用混合類固醇與玻尿酸的雞尾酒注射法。

藉由搭配具有黏性的玻尿酸，可以讓類固醇長時間停留於患部，更提升止痛效果。

由於類固醇的效果高超，即使是**膝蓋積水等嚴重的發炎情形，也只要注射一次就可以成功解決**。

不過，偶爾還是會有人一聽到「類固醇」這三個字，就覺得渾身不對勁。

似乎有很多人都對類固醇抱有錯誤的認知，認為類固醇是：

「會讓症狀越來越惡化的惡魔之藥。」

而且令人吃驚的是，不僅是病友抱有這種想法，就連一小部分的骨科醫師也這麼認為。

類固醇的作用確實很強大，若是短時間內反覆注射類固醇，可能會使罹患「類固醇性膝關節炎」的機率增加。

所謂的類固醇性膝關節炎，指的是**過於頻繁地在膝蓋注射類固醇，使得膝關節內側、尤其是脛骨側的關節產生宛如土石流般的損傷**。

不過，這種疾病的發生機率非常低，而且一般來說注射類固醇基本上是**半年一次，最少也必須間隔一個月以上才能施打**。

若是已經不痛了便無需施打類固醇，此外，注射後若是效果無法維持一個月的話，就必須立刻中止類固醇治療，可以考慮接受手術、或替換成其它的治療方式。

只要由專科醫師做出正確的判斷，沒有隨便亂打一通的話，其實並不需要擔心罹患像是「類固醇性膝關節炎」這類的疾病。

「疼痛感始終不見好轉。」

若是你已經這樣向骨科醫師表達了自己的情況，但骨科醫師還是漫無目的地持續注射稱不上是良藥、也稱不上是毒藥的玻尿酸，我認為比起這樣的醫師，還是那種**會在必要時為病友施打必要藥物的骨科醫師**，才是更值得信賴的良醫。

退化性膝關節炎是一種必須與之長期共處的疾病。

請找到一位值得信賴的骨科醫師，同心協力一起進行治療吧！

1-4

退化性膝關節炎
即使做**關節鏡手術**也毫無意義！

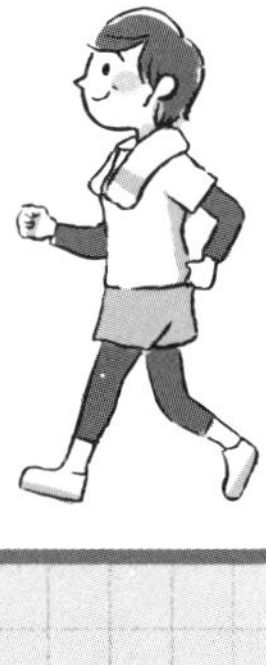

◎關節鏡手術是專門治療半月板與韌帶的手術

如同我在「前言」中說的，儘管人工關節置換手術對於解決退化性膝關節炎非常有效，但由於住院期間長、傷口也很大，因此會對病友造成一定程度的負擔。

在這樣的情況下，近年來膝蓋的**「關節鏡（內視鏡）手術」**備受矚目。這種手術是將搭載有光纖及小型高功能攝影機的內視鏡插入膝蓋，直接修復關節的損傷部位，或是取出壞損剝落的軟骨及骨頭碎片。

由於關節鏡手術只會造成2～3個幾公分的小傷口，因此**傷口疼痛的情形輕微、復原也很快速**，這些都是關節鏡手術的優點。

也因此，只要一提到動手術，比起負擔較大的人工關節置換手術，大家都會希望能接受負擔較小的關節鏡手術。

可是！

事實上，某個研究團體卻發表了一項驚人的研究報告，指出**關節鏡手術對於退化性膝關節炎並無效果！**

這份報告是在二〇一五年由南丹麥大學的 J.B. Thorlund 等人共同發表。

根據這份報告指出，「利用關節鏡診斷、治療退化性關節炎，能帶來的好處非常少，而且效果也**僅限於手術後的一～二年內而已**」，不僅如此，更做出以下的結論：

「從研究結果來看，對於患有膝蓋疼痛的中老年齡層而言，**無論是否有出現退化性關節炎的症狀，都不鼓勵利用膝關節鏡進行診療。**」

因此，關節鏡手術雖然是在**治療半月板損傷與韌帶斷裂時必須進行的手術**，但是針對退化性關節炎，進行關節鏡手術卻一點意義也沒有。

就像是無論任何治療方式都有其優缺點一樣，一項手術也同時存在著擅長

（可期待發揮效果）、與不擅長（無法發揮效果）的領域。

「因為是最新的手術，一定很厲害！」

「這是現在最熱門的手術，肯定可以治好。」

千萬不要輕易隨波逐流，與醫師一起冷靜地思考什麼樣的治療方式最適合自己的疾病與身體狀態，才是最重要的。

必須要有**明確的診斷**、**並從醫師那裡獲得自己可以接受的說明**，才是可以決定動手術的兩大前提。

1-5

錯誤的健走方式
會使膝蓋疼痛情形更加惡化！

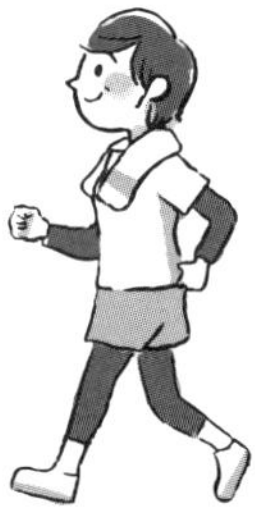

◈膝蓋疼痛時，嚴禁健走

健走可以大幅提升肌力，同時也能鍛鍊到體幹、臀部與大腿等多處肌肉，對於膝蓋疼痛的預防與改善有密切的關連。

實際上，**也有許多患有退化性膝關節炎的病友表示，持續健走能使膝蓋的疼痛獲得緩和**。

此外，藉由運動為身體帶來適度的負荷量，不僅可以讓骨頭汰舊換新，也能為軟骨補充營養、提升代謝，因此，若是想要**維持膝蓋的年輕度，健走可說是適合的一種運動**。

不過，如果你的情況是：

「膝蓋痛得沒辦法走路。」

「走路時膝蓋會開始變痛。」

這樣的話**健走反而會使疼痛惡化**，因此必須立刻**中止健走**。

若是勉強自己繼續健走，不僅會加強當下的疼痛感，也會因為腳部疼痛的關係對其它部位造成負擔，反而讓之前不會疼痛的部位也開始疼痛了起來。

對於膝蓋疼痛的人而言，我建議進行**可鍛鍊到肌肉、卻不會讓膝蓋承受體重負荷的體操**。

所謂不會讓膝蓋承受體重重量，造成負擔的體操，就是腳底不會接觸到地面的動作，也就是在本書一開始介紹的「**讓膝蓋重返年輕的體操**」。

利用即使膝蓋疼痛也能安心持續進行的鍛鍊方式，打造出再也不感到疼痛的雙腳吧！

◈採用正確的健走方式，減輕膝蓋的負擔

「雖然覺得有點不安，不過反正現在膝蓋不痛，就想要開始健走。」

如果你心裡有這樣的念頭，其實只要在健走時注意下列3點，設法減輕膝蓋的負擔，我認為還是可以放心挑戰健走。

①不要攜帶重物。

②不要勉強走得太快。

③不要走在斜坡、階梯、凹凸不平的道路上。

首先，若是帶著重物健走，絕對會對膝蓋造成很大的負擔。

「今天就用健走的方式，走路去超市買東西吧！」

雖然這乍聽之下是一個好主意，不過，去程暫且不提，還是必須要考慮到回程時購物袋的重量，不要讓自己太勉強比較好。

健走基本上要保持兩手空空的狀態，請大家務必要記住這一點。

接下來要討論的是速度。

其實，走路的速度越快、對膝蓋造成的負擔就越大。

當膝蓋感到疼痛時，就會不知不覺越走越慢，對吧？

這就是人體為了要讓膝蓋的負擔降到最低，產生自然反應的最佳證據。

雖然大家可能會認為激烈的運動，對提升肌力或減重比較有效，不過現在請以**減輕膝蓋負擔為優先**，不需要勉強自己快速健走。

最後，要注意的就是健走的環境了。

大家可能會有點意外，在斜坡或階梯上走路時，**比起「上坡」，其實「下坡」對膝蓋造成的負擔更大**。

就像是物體滾落地面一樣，從越高的地方滾落、所受到的衝擊力就越強；對雙腿而言也是一樣，往下走路時落差越大、膝蓋承受的負擔也就越大。

無論如何，在健走時請大家盡量避免走斜坡、階梯、凹凸不平的道路等，選**擇走在草地或步道等平坦柔軟的地面，才不會造成膝蓋太大的負擔**。

只要持續以正確的方式健走，便能同時實現減重與提升肌力的目的，即使膝蓋疼痛也能產生不錯的效果。

◈水中健走不僅不會造成負擔、也能提升肌力

對於有膝蓋疼痛問題的人而言，**水中健走**也是一種不會造成負擔、且能讓人安心提升肌力的方式。

在水深及胸的游泳池中，受到浮力的影響，在水中走路時，體重幾乎處於0的狀態。

不僅如此，再加上水的阻力影響，即使在水中的運動量比陸地上更低，卻能期待消耗掉更多的卡路里。

首先，請以舒適的速度在水中健走，一次45～60分鐘、一週2次，先以持續半年為目標努力看看吧！

1-6

不只冬季會感到疼痛！**梅雨季節**也要與**膝蓋疼痛**和平共處！

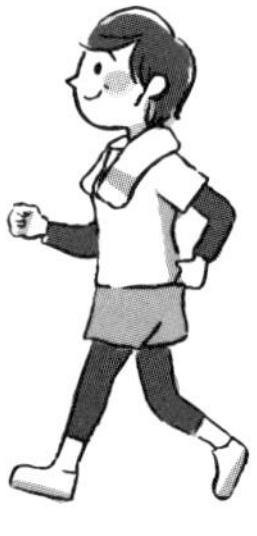

◎天氣不好時，膝蓋便容易產生疼痛

長年來，當我在診療膝蓋疼痛的病友時，發現不僅是寒冷的冬天而已，就連梅雨季節時，也有很多人表示膝蓋疼痛的問題變得更劇烈。

不僅是寒冷會造成疼痛惡化，**「天氣」也會帶來影響**。

尤其是在天氣變差之前，膝蓋就會先開始感到疼痛——我觀察到很多人都有這樣的傾向。

「膝蓋也可以擔任天氣預報的工作！」

我原本以為這只是一句玩笑話而已，當我實際在電視及網路上看到預測本周膝蓋疼痛的日子、以及預測今天膝蓋疼痛指數等的「健康天氣預報」時，真是大吃了一驚。

究竟為什麼在天氣不好的日子，膝蓋會變得更痛呢？

原因在於**自律神經與氣壓之間的關係**。

所謂的自律神經，是由「交感神經」與「副交感神經」這兩種功效完全相反的神經所組成，負責調整全身的平衡。

一旦身體感受到疼痛的刺激，交感神經的作用就會變得比較活躍。交感神經興奮會導致血管收縮，使得動脈的血流減少。

這麼一來，供給給身體組織的血量也會隨之減少，讓細胞陷入氧氣不足的困境中。

在這樣的狀態下，身體便會開始製造緩激肽與前列腺素等物質，**使疼痛感變得更加劇烈**，**引發惡性循環**。

再加上交感神經作用變活躍後，專門感受身體疼痛的「受體」會變得更敏感，因此也會讓人更容易感受到疼痛。

此外，也有報告指出，**交感神經除了會受到「低溫」影響外，也會因為「低**

氣壓」而使腎上腺素分泌量增加，心跳變快又讓交感神經變得更活躍。

在這樣一連串的身體反應之下，就演變為當低氣壓接近、天氣開始變差時，膝蓋疼痛感也變得更加劇烈的狀況了。

雖然並非所有膝蓋疼痛的病友都一定會受到低氣壓的影響，這個理論無法精準說明每個人的情形，不過，事實上對大多數的病友而言，只要遇到連續好幾天天氣不佳的梅雨季節，都是一段很難熬的期間。

在梅雨季節這段期間，應留意不要勉強加重膝蓋的負荷，**最重要的是要與疼痛感和平共處**。

由於疼痛感也會造成精神上的壓力，因此不妨讓自己靜下心來**好好泡澡、獲得舒緩放鬆**，或是**利用護膝為患部加溫**，都是不錯的方法。

此外，以長遠的眼光來看，更要藉由體重控制與提升肌力，打造出不會對膝蓋造成負擔的身體。

當然，在感到強烈疼痛時，千萬不要暗自忍耐、及早到醫院接受治療才是上策。

1-7

大多數的慢性膝蓋疼痛都能藉由**熱敷**改善疼痛並獲得舒緩！

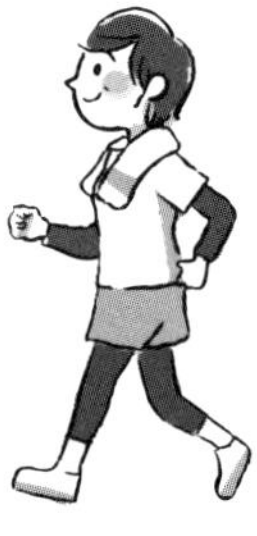

要依照患部狀態來判斷要熱敷或冰敷膝蓋

我的門診病友曾經問我：

「醫師，膝蓋疼痛時，究竟應該要熱敷比較好嗎？還是冰敷比較好呢？」

我的回答如下：

「若是當膝蓋疼痛**突然變得劇烈**、觸摸膝蓋時似乎在**隱隱發熱**，**膝蓋顯得紅腫**時就絕對不可以熱敷。不過除此之外，無論是熱敷或冰敷，只要你覺得舒服就可以了。」

雖然我當時這樣講應該沒說錯，不過還是說得太含糊了。

因為關於「疼痛」我們還有很多未知的部分，也有很多情形是無法說明的。

舉例來說，儘管已經說過很多次，退化性膝關節炎是由於膝關節軟骨磨損所引發的疾病。

不過，**膝關節軟骨的磨損情形與疼痛感之間，並沒有對等的比例關係**。有些人明明只磨損了一點點，卻疼痛得不得了、連一步路也沒辦法走；另一方面有些人的軟骨幾乎都已磨損殆盡，卻並沒有感到那麼疼痛。

當膝蓋並不腫脹時，熱敷會比較舒服

就如同我先前所述，若是沒有產生明顯的發炎情形、卻感到疼痛的話，無論是熱敷或冰敷都沒問題，但根據我長年來的診療經驗，大部分抱有慢性膝蓋疼痛問題的人，**採用熱敷方式會感到比較舒服**。

我認為這是因為熱敷可以促進血液循環，讓膝蓋周邊組織變得比較柔軟，進而可以緩和疼痛感。

而溫熱貼布只是外表感到溫暖而已，實際上並沒有真正讓身體變溫暖的功效，因此建議選擇保溫護膝、或是在護膝貼上暖暖包會更有效果。

不用說，實際泡澡絕對是為身體帶來溫暖最有效的方法。因此不要以沖澡解決，不妨慢慢浸泡在浴缸裡度過沐浴時光吧！

話說回來，在骨科當中也有所謂的「溫熱療法」，藉由溫暖患部或全身，舒緩疼痛感、並解除肌肉的緊張感，進行復健治療。

溫熱療法可分為：

- **熱敷療法**
- **超音波療法**
- **電波療法……等等。**

雖然在溫熱身體時、或是結束熱敷後，疼痛感會獲得緩解，帶來非常高的放鬆效果，不過**這並不是一種效果持久的治療法**，因此我不建議特地為了進行溫熱療法而跑一趟醫院。

尤其是熱敷療法，有些病友甚至一移走熱源的瞬間，便重新恢復疼痛，因此我認為熱敷膝蓋只要在家裡**自行保養時進行就夠了**。

◎膝蓋發炎要利用保冷劑冰敷

反之，也有些情況用冰敷會比較有幫助，例如當膝蓋因發炎而產生疼痛時。

像是剛剛有提到過的：

「突然感到劇烈疼痛。」

「膝蓋摸起來熱熱的。」

「膝蓋紅腫時。」

這些時候就是膝蓋發炎的徵兆，因此出現這些情形時，冰敷才是正確的選擇。

冰敷膝蓋時，與其採用冰涼貼布、退熱貼，不如直接將**保冷劑**冰敷在膝蓋上會更有效。

另外，當膝蓋發炎時，腿部血液循環會變差，也會引起**雙腿浮腫**的問題。這種時候不妨在就寢時，於雙腿下方墊一個抱枕，讓雙腳維持抬高的姿勢，這麼一來多少能緩解一些浮腫的情形。

順帶一提，當膝蓋發炎時，雖然我會建議病友盡量休息，但這並不是「請一直睡覺」的意思。

因為若是特別小心翼翼、刻意一動也不動，對膝蓋反而不是一件好事。

在這種情況下，我所說的「休息」指的是**「請在疼痛感能夠忍受的範圍內活動」**。

因為每個人每一天對於疼痛的感受程度都不一樣，請各位依照自己的身體狀況，在不過分勉強的範圍內，自行決定合理的活動量。

1-8

關節發炎**反覆積水**
並非因膝蓋抽水引起

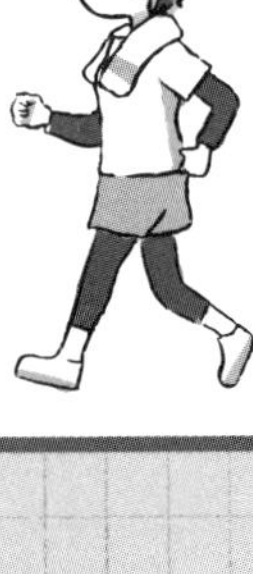

◈膝蓋裡的積水其實是位於軟骨的關節液

「一旦抽除膝蓋積水，就會養成習慣。」

你是否也曾聽說過這樣的謠言呢？

大家似乎都對此深信不疑，但其實這是一個不折不扣的謊言。

為什麼膝蓋會積水呢？

為什麼抽除膝蓋的積水，也不會養成習慣呢？

我現在就要為大家說明其中的原委。

首先，要告訴大家的是「積水」的出處。

膝關節被一個名為「關節囊」的袋狀關節被膜所包覆，內部還有一層名為「滑膜」的薄膜緊貼在關節囊內側。

在第45～46頁當中也曾提及的「**關節液**」就是滑膜所製造，關節液會從關節內部滲出、再被滑膜吸收，藉此維持關節內部關節液的分量。

若是功能正常的膝蓋，單邊膝蓋會含有一～二毫升的關節液，即使年齡增長後關節液的分量也不會有所改變。

不過，要是膝關節發炎的話，滑膜就會滲出大量的關節液。

一旦滑膜製造關節液的速度快於吸收的話，就會導致**關節內部累積多餘的關節液**，使得整個膝蓋變得越來越腫大。

不僅如此，因發炎而逐漸累積的關節液也會失去黏性，**失去潤滑軟骨的功效，轉變成名符其實的「積水」**。

若是關節內部發炎自然消解後，滑膜就會停止分泌出多餘的關節液，原本累積的關節液也會漸漸被滑膜吸收，膝蓋的腫脹情形也能獲得緩解。

基本上，若是對膝蓋中的積水置之不理，也不會產生什麼額外的問題，不過，由於積水會使得關節囊被撐開，每當膝蓋彎曲、伸展時都會**帶來壓迫**、**造成疼痛**，而且也會讓膝蓋周圍顯得沉重，一旦產生這些症狀時，醫師就會採取強制抽水的處置。

不過，就算抽除了膝蓋中的積水，**只要膝關節內部持續發炎，沒過多久又會反覆發生膝蓋積水的現象**。

在本文一開始提到的謊言，我想可能是因為很多人將關節發炎而反覆積水的現象，誤解為是因為抽除積水而反覆產生，並以訛傳訛的結果。

順帶一提，當我在為病友抽除膝蓋積水時，也一定會為了抑制發炎而注入類固醇，讓發炎情形不再反覆發生。

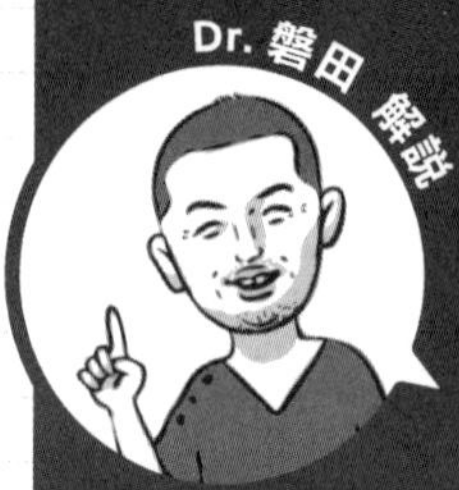

4 種動作 會對膝蓋造成負擔

你是否在沒有注意到的狀況下
持續進行許多會造成膝蓋沉重負擔的動作呢？
在此就要告訴大家，最需要留意的四個不良動作。

彎曲膝蓋 **扭動膝蓋** **體重負荷**

特別是上述的這三個動作，會對膝蓋造成莫大的負擔。
建議平常有膝蓋疼痛情形的人，在日常生活中應該極力避免下列所述的這些動作。

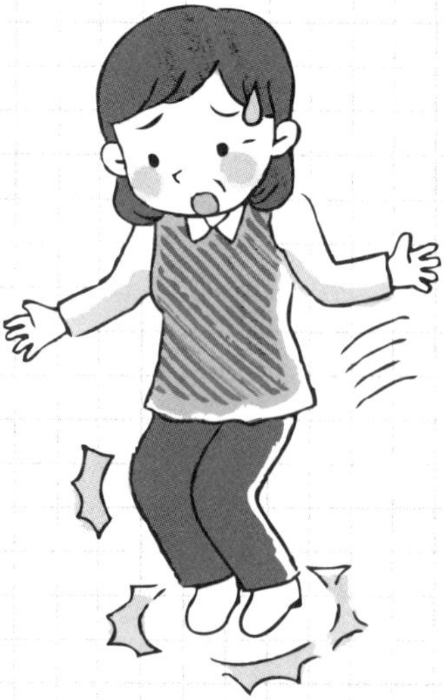

1 跳躍

跳躍著地時，膝蓋所承受的重量是體重的 6 倍以上。對膝蓋不好的人而言，這是絕對不可以嘗試的動作。

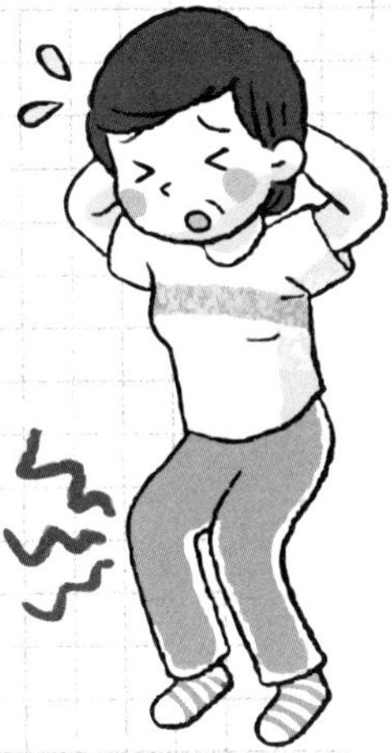

2 深蹲

深蹲時蹲得越低，會對膝蓋造成越大的負擔，特別是以內八、外八姿勢進行深蹲，更是讓膝蓋受到損傷的關鍵原因。

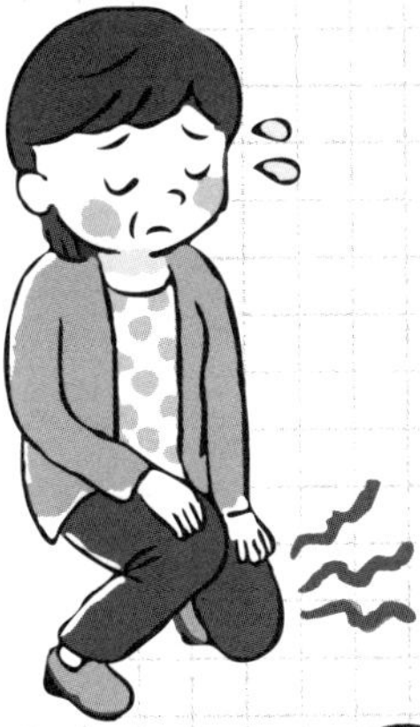

3 蹲下

當膝蓋彎曲時必須承受體重，會對於膝蓋造成莫大的負擔。建議可將常用的物品收納於腰部上方的位置，著手改善生活環境，打造不會造成膝蓋負擔的環境。

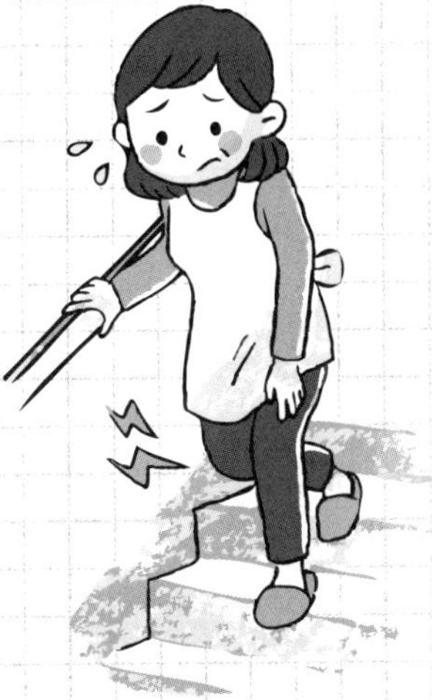

4 下樓梯

比起上樓梯，下樓梯時對膝蓋造成的衝擊更大、帶來更多的負擔。請多利用電梯來上下樓層。

第 2 章

膝蓋疼痛
是一種
老化現象

2-1

膝蓋之所以會疼痛
是因為**關節發炎**了！

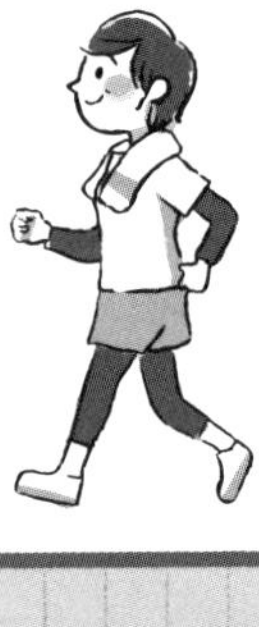

◎軟骨即便磨損了，軟骨本身也不會感到疼痛

骨科醫師們在對病友說明膝蓋疼痛原因時，通常應該都是這麼說的：

「因為軟骨磨損了，所以會感到疼痛。」

這樣的說法雖然沒有說錯，但其實並非正確解答。

專門感知疼痛的器官稱為「受體」，在膝關節中許多部位都有受體，但是軟骨當中卻沒有受體。

也就是說，**日漸磨損的「軟骨本身」並不會感到疼痛**。

這樣的話，為什麼我們還會感覺到膝蓋疼痛呢？

人類的軟骨在年輕時原本具有白色的光澤、而且具有彈力。

但隨著年齡增長，不僅顏色會變黃，軟骨當中的水分含量也會隨之減少，導

致喪失彈力，轉變為容易磨損的狀態。

在這樣的狀態下，若是持續帶給軟骨負擔，軟骨就會慢慢磨損，使得關節內部的軟骨碎屑越來越多。

當這些軟骨碎屑被關節周圍的「滑膜」給吸收後，**便會引起身體排除異物的反應、導致發炎，而且滑膜上的受體也會感知到疼痛**。

在此必須留意的是，若是在發炎狀態下繼續增加軟骨的負擔，會讓軟骨磨損得更嚴重，而這又會成為發炎的元凶，不斷陷入惡性循環。

順帶一提，就是因為關節內部發炎，使得關節中滿滿的關節液產生變化，也使關節液的黏性降低。

一旦關節液的黏性降低，關節液便失去了潤滑油的功效，使軟骨處於更容易磨損的狀態，如此又更加速了惡性循環。

不僅如此，要是發炎持續發生，最後就會導致大量的關節液累積在關節內部，演變為所謂的「膝蓋積水」。

◈膝蓋疼痛的原因還有許多未解之謎

若是軟骨漸漸磨損、發炎持續發生，從X光就能清楚看出軟骨的厚度正在減少。

此外，進展到這個階段，也會開始對軟骨下方的骨頭產生影響。此時的骨頭會變硬，並長出名為「骨刺」的多餘骨頭，就連骨頭也會受到磨損。

在患有退化性關節炎的病友當中，這些異常情形通常會花十～二十年的時間緩步惡化。

不過，光是了解到這些，還是無法完整解釋膝蓋疼痛的所有機制。

如同先前所述，軟骨當中並沒有受體，但軟骨下方的骨頭卻存在著受體。

因此，即便是關節囊沒有發炎的情況下，只要軟骨處於磨損狀態、持續對膝蓋造成負擔，就會對骨頭造成損傷，**使骨頭上的受體感知到疼痛**。照理來說，當軟骨磨損得越來越多、厚度越來越薄，骨頭互相碰撞所造成的疼痛程度應該也會越高。

但遺憾的是，疼痛的機制實際上並沒有這麼簡單。

在第70頁中我也有稍微提到，就算是利用X光與MRI實際確認過軟骨的磨損程度，有人感覺到強烈疼痛、而有些人卻絲毫不感到疼痛，每個人感覺到的疼痛感大相逕庭。

不過，現代醫學還無法解釋其中的原由。目前為止，膝蓋之所以會產生疼痛感的機制仍有許多未解之謎。

疼痛感是身體通知自己出現異常的重要訊號

一般來說讓大家深感困擾的「膝蓋疼痛」，卻能對我們的身體發揮非常重要的功效。那就是讓我們及早察覺身體的異常變化，可說是促使我們**好好休養、接受檢查與治療的重要訊號**。

此外，對我們醫師而言，下列這些疼痛特徵也是在進行診斷時，非常重要的參考資訊。

・一動也不動時也會感到疼痛嗎？
・做出動作時會疼痛嗎？
・只有在做出某動作時會疼痛嗎？
・一到了某個時間點就會開始疼痛嗎？
・是什麼樣的疼痛感呢？

只有能精準對醫師描述疼痛特徵的人，才能及早接受到最恰當的治療。

2-2

雖然膝蓋疼痛跟遺傳有關，但**生活習慣**造成的影響更大！

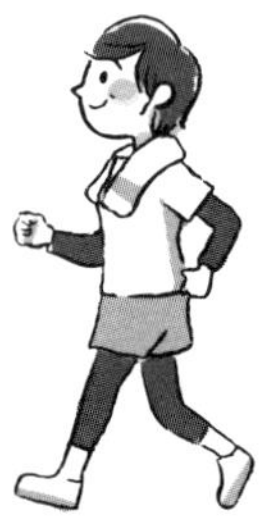

◎造成退化性膝關節炎的原因「ASPN基因」

實際上，醫學界已經揭開了與退化性膝關節炎發作息息相關的基因，而且是由日本研究團隊領先全球首度發現。

日本的理化學研究所於二〇〇五年在美國科學期刊《Nature Genetics》上，發表了造成退化性膝關節炎的單一基因研究。

根據這份研究中指出，患有退化性關節炎的病友身上，有一種名為「ASPN」的基因作用特別強烈，在ASPN中的天門冬胺酸（D）序列若是屬於反覆14次的**「D14多型」，罹患退化性關節炎的風險會高達2倍**。

話說回來，關節的軟骨本來就會因為受傷或摩擦等原因，隨著年齡增長而漸漸磨損，若是能提升「乙型轉化生長因子（TGF-β）」生成軟骨的能力，讓軟骨細胞作用變得活躍，多少能讓磨損情形獲得彌補。

若是這項能力有發揮正常作用的話，就可以降低罹患退化性膝關節炎的風險，不過另一方面，若是乙型轉化生長因子（TGF-β）無限發揮作用的話，也可能會造成軟骨異常增大或骨化，最糟糕的情況下也可能會演變為癌症。

因此，為了不讓乙型轉化生長因子（TGF-β）過度發揮作用，「ASPN基因」就擔任了**調整**的重責大任。

不過，擁有ASPN「D14多型」基因的人，會對於乙型轉化生長因子（TGF-β）發揮超乎需要的強效抑制作用，不但無法好好修復軟骨，甚至還容易引發退化性膝關節炎。

此外，日本理化學研究所也在二〇〇七年的英國科學期刊《Human Molecular Genetics》中發表了進一步的研究，指出不同的人種受到ASPN基因的影響也會有所差異，**亞洲人受到的影響較強**、而歐美人則較不受到影響；不僅如此，也得知了比起退化性髖關節炎，ASPN基因**對於退化性膝關節炎會造成更大的影響**。

當然，除了ASPN「D14多型」基因之外，**O型腿、X型腿等骨骼方面的遺傳**，一樣會對膝關節造成更直接的影響，也算是提升罹患退化性膝關節炎風險的重要原因之一。

上述主要是探討遺傳對於退化性膝關節炎帶來的影響。不過，大部分的醫師都認為，儘管遺傳的確會帶來罹患退化性膝關節炎的風險，但其實像是**受傷、肥胖、從事容易對膝蓋造成負擔的運動與工作等生活習慣**，對於罹患退化性膝關節炎的影響更大。

若是看到雙親與手足的情形，認為自己「很有可能罹患退化性膝關節炎」的話，不妨參考第3章，該章將介紹「讓膝蓋重返年輕的方法」，盡早改變生活習慣，才能避免將來產生膝蓋疼痛的困擾。

2-3

軟骨只要曾經磨損，基本上就不會再恢復如初了！

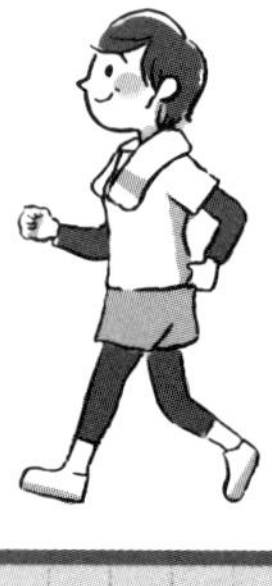

◈軟骨是從關節液中補充氧氣與營養素

在身體當中，軟骨算是一種比較奇怪的組織。

我會這麼說是因為，軟骨與骨骼、肌肉等大多數組織不同，軟骨當中沒有血管與神經。

血管是承載血流、輸送營養及氧氣給全身細胞的重要器官，而軟骨卻沒有這個堪稱是生命線的器官，軟骨細胞究竟是如何存活的呢？

答案就在於位於軟骨周圍的**關節液**。

由於關節液中含有氧氣與營養素，而構造宛如海綿的軟骨，就是**藉由吸收關節液來補充氧氣與營養素**。

利用海綿般孔洞來吸收關節液的軟骨，會因為體重的壓迫而使得海綿構造被壓扁，使得當中的關節液被擠壓出來。

而當體重沒有壓迫在軟骨上時，軟骨又會重新吸收關節液，讓細胞獲得新的氧氣與營養素。

仔細想想，光是彎曲、伸展膝蓋而已，就會持續對關節的軟骨產生傷害，使得軟骨總是處於受傷的狀態。

萬一軟骨中有血管與神經的話，每一次受傷都會造成出血與疼痛感，到頭來連走路都走不了。

也許就是因為這樣，軟骨當中才沒有血管與神經的存在。

這不禁讓人由衷感嘆，人體的構造實在是太精密了呀！

◎一旦減少運動量，軟骨的再生力也會下滑

我剛剛有提到，軟骨要從關節液攝取到氧氣及營養素，首先要擠壓軟骨的海綿構造才能辦到。

也就是說，像是健走等能**對膝蓋造成適度負荷的運動**，才能讓軟骨吸收到營養，也是**保持膝蓋年輕**最重要的關鍵。

不過話說回來，隨著年齡慢慢增長，大多數人都運動量不足，這也是不可忽視的現狀。

一旦因運動量不足導致肌力下滑，就會使運動變成一件更痛苦的事，讓人對於運動敬而遠之，陷入惡性循環的例子所在多有。

幾乎全身所有的組織都一樣，軟骨也會慢慢排除掉老舊細胞，並製造新的細胞。

這個過程被稱為**「代謝」**。若是代謝情形下滑，軟骨製造新細胞的速度就會追不上受到損傷的速度，造成軟骨磨損、變得越來越少。

不僅如此，**運動不足**也會使得軟骨無法吸收到生成細胞所需的營養素，而演變為**代謝下滑的原因**。

此外，隨著運動不足而同時產生的「**體重增加**」，更會對於膝蓋軟骨造成不良影響。

當體重對關節造成過多負擔時，不僅是軟骨的海綿構造會被壓扁，也會因此受到傷害、造成軟骨損傷。

隨著年齡增長使得軟骨產生磨損的情形，並不只是因為軟骨本身老化而已，也與下列3點息息相關。

- **體重增加（對關節的負擔增加）。**
- **運動量下滑、肌力下滑。**
- **軟骨代謝下滑。**

◎軟骨自我修復能力差是因為修復材料不足的緣故

雖然軟骨會從關節液吸收氧氣與營養素、製造新的細胞，**但是只要曾經磨損，就無法光靠自己的能力再生**。

骨頭若是骨折了，還可以經由骨髓裡的血管運輸氧氣、營養素、修復細胞等製造骨骼所需的材料到骨折部位，因此可以恢復如初。

但是，軟骨藉由關節液吸收氧氣與營養的這個方法，並沒有辦法如同血管一樣，將修復細胞所需的物質大量供給軟骨，因此若是受到較重大的損傷，修復材料是遠遠不足的。

最近幾年出現了一種治療方法，**是利用人工方式將軟骨細胞修復所需的物質注入體內，讓軟骨獲得再生**。

關於這個治療法，我將會在之後的第4章當中進行詳細的說明。

2-4

關節容易受損的人

有這些特徵！

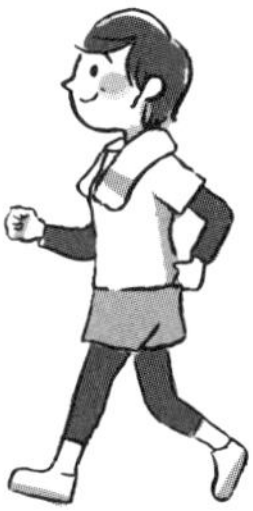

◎肥胖、受傷、容易對膝蓋造成負擔的動作都會損害關節

在此我想聊聊，關節容易受損的人其特徵為何。

若是符合下列項目的人，即使現在膝蓋並不感到疼痛，將來也很有可能會罹患退化性膝關節炎，因此千萬要多加留意。

另一方面，若是已經感到膝蓋疼痛的人，則必須在生活中找出可以積極改善的地方，努力減輕膝蓋疼痛、並預防病情進一步惡化。

①肥胖

目前已經有許多研究報告指出，肥胖不只會「引發」退化性膝關節炎，而且與「病情的惡化」也大有關聯。

人類平常光是走在平坦的地面上，膝蓋就必須承受約體重1.5～2倍的負荷，在上樓梯時更要承受約體重2～3倍的負荷，因此，**越是肥胖、膝蓋受損的風險**

就越高。

若想了解自己的體型是否屬於肥胖，可參考世界衛生組織所建議的身體質量指數（BMI），便能夠簡單衡量肥胖程度，請大家務必確認看看。

計算方式如下：

「體重（公斤）÷身高（公尺）÷身高（公尺）」

由此公式所得出的數值，若在25以上就屬於肥胖，18．5～25之間屬於普通，若不達18．5則屬於過輕。

BMI值在25以上的人，應該將目標放在適當數值22，調整飲食生活、並適度進行對膝蓋負擔較小的運動，努力控制體重。

②膝蓋曾經受傷

若是在年輕時曾因為運動等原因，使得膝蓋的半月板及韌帶受到損傷的人，用比較可怕一點的方式來形容，可說是**膝蓋裡埋著一顆限時炸彈也不為過**。

半月板及韌帶若是受到損傷，從年輕時起，就會開始造成軟骨的負擔，未來罹患退化性膝關節炎的機率也會大幅提升。

因此必須及早開始鍛鍊體幹與大腿的肌肉，並利用適合的鞋子與鞋墊，打造出不會造成膝蓋負擔的身體。

③經常從事會對膝蓋造成負擔的運動與工作

若是平日從事的工作及興趣等容易造成膝蓋負擔的話，未來罹患退化性膝關節炎的機率也會上升。

像是經常跳躍、跑得太快又急停、急煞、拿取重物等，這些動作都會讓膝蓋的狀況惡化。

具體而言，下列舉出的這些運動與工作，正會對膝蓋造成沉重的負擔。

- **籃球**
- **排球**

・足球

・滑雪

・芭蕾舞

・運輸業、外送業、倉庫相關行業

・建築業、土木業

若是正在從事上述運動或工作的人，只要感到膝蓋有點異樣、或是產生疼痛，就請立即前往骨科就診，接受詳細的診療。

順帶一提，由於平時沒有在運動的人，軟骨的磨損情形也會比較少，因此「運動不足對膝蓋不好」的這種說法其實並不正確，應該更正為「運動不足會變胖、變胖對膝蓋不是一件好事」才對。

④女性

女性罹患退化性膝關節炎的機率是男性的1.5～2倍之多，尤其是**停經後的女**

性，退化性膝關節炎更是以極快的速度惡化，因此也有一些研究報告指出女性荷爾蒙雌激素與退化性膝關節炎之間的關聯。

此外，女性的關節比起男性的間隙更大，不僅身體比較柔軟，關節也比較能夠彎曲。

這些似乎都是女性比男性更容易罹患退化性膝關節炎的重要因素。

⑤骨質密度較低

有研究報告指出，比起骨質密度高的人、骨質密度較低的人罹患退化性膝關節炎的機率更高。

雖然在前一項中也有提到，骨質疏鬆症病友約有八成是女性，這也跟停經後雌激素分泌顯著下滑，導致骨骼鈣質流失量增加有關。

在被確診為骨質疏鬆症時，必須配合藥物治療，不過最重要的還是在情況尚未太過嚴重之前，多攝取含有大量鈣質與維生素D的飲食，並適度進行健走等可以促進骨骼代謝的運動，以維持骨骼密度。

2-5

走路的習慣與坐姿

都會大大影響膝蓋的壽命！

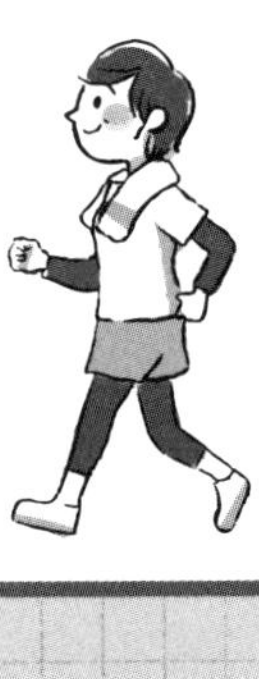

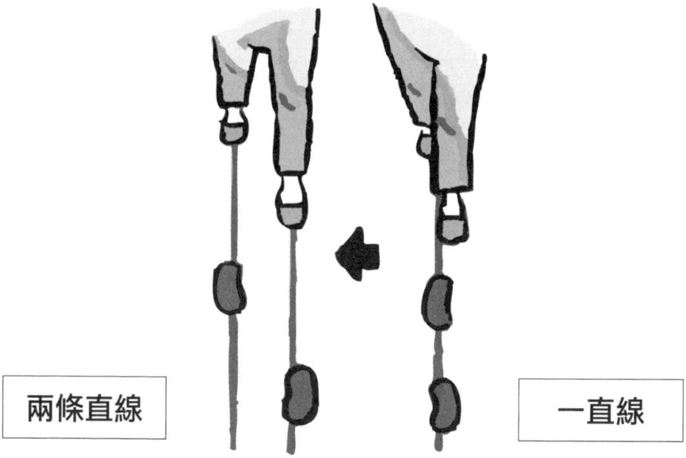

◎重新檢視平時的走路方式，徹底預防膝蓋疼痛

無論是走路方式與坐姿，其實都有方法可以避免對膝蓋造成負擔。

首先，要介紹三種特別會對膝蓋造成負擔的「走路方式」。

第一種就是像模特兒一樣，**走在一直線上的走路方式**。

這樣的走路方式容易使膝蓋外側的肌腱受傷，是引起「髂脛束症候群」的原因之一。

這種疾病也被稱為「跑者膝」，在鍛鍊跑步的人身上特別容易發生。

為了盡量減少膝蓋周圍肌腱的多餘負擔，走路時應將雙腿打開至比肩膀略窄的幅度，以走在兩條直線上的方式走路，便能有效預防膝蓋疼痛。

第二種是走路**外八字**。

由於這樣的走路方式，會使前腳膝蓋在彎曲的狀態下，讓前腳腳板接觸到地面時，力量只施予在膝蓋的一小部分，而會對膝蓋骨造成損傷。

在雙腳往前踏出時，一定要確實伸直膝蓋才是正確的走路方式。

第三種是走路**內八字**。

雖然很多女性都有走路內八字的問題，不過實際上這種走路方式會讓全身的肌肉都變鬆弛。

一旦肌肉鬆弛，就會出現駝背、小腹突出等不良的身體姿勢，不僅腳尖無法施力，對於膝蓋的負擔也會增加，因此在走路時應隨時留意維持腳尖朝向正前方，以正確的姿勢走路。

◈坐姿也跟膝蓋疼痛很有關聯

接下來要介紹的是，會對膝蓋造成負擔的「坐姿」。

你是否認為：

「坐在椅子上的時候膝蓋不會承受到體重，所以怎麼坐應該都沒關係吧？」

沒錯，坐在椅子上時膝蓋確實不會承受到體重的重量。

不過，不佳的坐姿也可能會導致支撐身體的肌肉變得衰弱，使得在行走時造成膝蓋的負擔。

這種坐姿就是**駝背坐姿**。

若是長期駝背，連結身體與大腿唯一的肌肉「腰大肌」會越來越衰弱，造成走路時左右搖晃的情形越顯嚴重，增加膝蓋的負擔。

無論是坐在椅子上時、或是站著走路時，都要隨時留意挺直腰桿、維持抬頭挺胸的姿勢，才是能為腰大肌帶來刺激的重要關鍵。

最後要跟大家分享的是，會對膝蓋造成嚴重損傷的坐姿。

那就是日本人習以為常的「**跪坐**」。

一般而言，膝蓋彎曲角度的正常範圍是１４０度左右，但在跪坐時角度會擴大到１６０度，已經堪稱是準脫臼狀態了。

此外，跟跪坐非常接近的「**屈膝坐**」、以及男性較常採取的「**盤腿坐**」都是必須彎曲膝蓋的坐姿，再加上雙腿扭轉的動作，更是絕對要避免的坐姿。

◈ 膝蓋平時是否承受過多負擔呢？現在就自我檢測！

在此我要教各位一個非常簡單的方法，檢測自己的膝蓋是否承受了過多負擔。

①身體站直、讓背部貼緊牆壁，此時你的後腦勺、臀部與腳跟，是否都靠在牆壁上呢？

②當雙腳腳跟與腳踝都緊貼在一起站立時，兩腳膝蓋是否能貼緊呢？

如果你上述兩種姿勢都做不到的話，就代表目前膝蓋已經承受了相當程度的負擔了。

即使還沒出現明顯的症狀，但退化性膝關節炎很有可能已經悄悄發生，建議大家只要稍微感到有點疼痛，就務必立即前往骨科接受診察。

隨著走路方式與坐姿不同，可能會加重膝蓋的負擔，反之也有可能可以減輕膝蓋的負擔。

雖然只有非常輕微的差距，但在長年的日積月累之下，卻會大大影響膝蓋壽命，這麼說絕對不是危言聳聽。

希望大家一定要從日常生活中多加留意自己的走路方式與坐姿。

2-6

請多留心察覺關節受損的徵兆，及早接受診療！

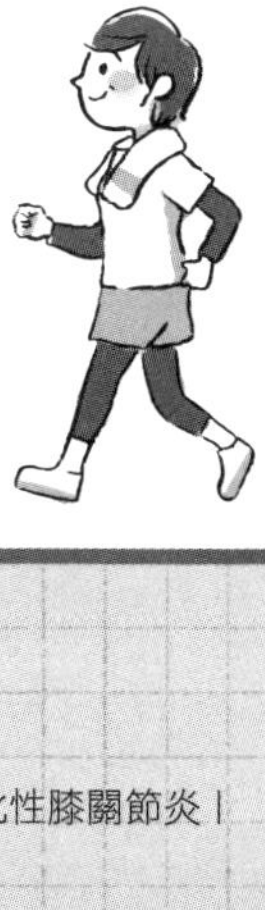

◎感到膝蓋疼痛時，就是必須就診的訊號

在本書中已經提過很多次了，退化性膝關節炎的症狀會以極為緩慢的速度惡化。

我這麼說並不是在威脅大家，不過，從軟骨開始磨損、一直到開始產生痛覺，其實會花非常多的時間，因此只要膝蓋有一點點疼痛，就已經是在亮黃燈了。

儘管每個人情況皆有不同，但到了這個階段，某些人的情況已經非常嚴重了。

在我們的膝關節中，軟骨就彷彿千層酥般，**會以慢慢剝離的方式日漸磨損**。軟骨磨損的過程如下：

①最先會產生的異狀是，軟骨感覺似乎浮浮的、開始呈現「軟化」的狀態。

在這個階段，膝蓋還不會感到疼痛。

②接下來軟骨表面會產生一點屑屑。

↓此時軟骨已經開始受損，不過還不會出現疼痛的症狀。

③軟骨開始出現裂痕。

④從裂痕處起，軟骨開始一層層剝落。

↓到了這個階段，終於會開始感到疼痛了。

⑤軟骨剝落了非常多。

其中，有些人的軟骨已經剝落得非常嚴重了，卻才剛開始產生痛覺。

在我的病友中最常見的類型，就是到了40幾歲才覺得膝蓋有點疼痛，於是前往醫院接受診察，以X光檢查後並無發現軟骨磨損，為了止痛而注射了好幾次玻尿酸，感覺好轉後就不再繼續就診了。

實際上在這個階段，關節中的第一層軟骨其實已經幾乎剝落了。

軟骨就跟傷疤結痂一樣，**剝落時都會讓人感覺到疼痛**。

當全部剝落完畢時，疼痛感就會消失，常會讓人誤以為「已經沒事了！」，將傷痕置之不理。

接下來再過十年，到了50幾歲的時候，膝蓋疼痛又再度發作。到了這個時期，第二層軟骨開始剝落，膝蓋已經正式宣告壞損。也就是說，**膝蓋產生疼痛就代表著膝蓋已經處於非常糟糕的狀態了**。

下列的症狀全都是必須前往醫院接受診療的徵兆：

- **早晨從床上起床，將雙腳放下床邊時，膝蓋會感到疼痛。**
- **天氣寒冷時，膝蓋會產生摩擦聲。**
- **剛開始走路時，膝蓋會感到疼痛。**
- **半夜起床上洗手間時，膝蓋會感到疼痛。**

若有符合上述的情形，千萬不要置之不理，請及早前往骨科接受診察。

◈經由檢查可以早期發現退化性膝關節炎

當感到膝蓋疼痛而就診時，究竟會接受到什麼樣的檢查呢？在此，就要向各位解說一般的檢查項目。

◎X光檢查

首先會進行的是X光檢查，確認膝蓋骨格的變形程度。雖然X光無法照出大腿骨與脛骨之間的軟骨，不過，藉由前兩者之間縫隙寬度，就能判定軟骨已經磨損到什麼程度。

不過，躺著拍攝無法做出正確的診斷，因此必須要站著拍攝才行。

◎關節液檢查

當膝蓋內部發炎、腫起來時，醫師會利用針筒將其中累積的關節液抽取出來。此時抽取出來的關節液，必須進行檢測，用以判斷疾病種類。

若是罹患退化性膝關節炎的話，關節液會呈現透明的黃色液體；若是痛風或假性痛風等其它疾病造成關節液累積，看起來則是混濁的黃色液體。

◎MRI檢查

MRI是為了確認軟骨及半月板等是否受損，是一種專門針對骨骼病變的檢查。除了退化性膝關節炎之外，半月板受傷斷裂、或是骨骼內有骨囊腫等造成骨頭產生破洞，都是可能會造成疼痛的原因。

此外，利用MRI檢查也能發現常在半夜特別感到疼痛的「大腿骨內側骨壞死」。

◎血液檢查

血液檢查是在鑑別類風濕性關節炎時會做的檢查。

一般而言，罹患類風濕性關節炎的病友，血液檢查中的CRP（發炎反應）與類風濕因子會呈現陽性，而罹患退化性膝關節炎的病友，血液檢查中的CRP與類風濕因子都會呈現陰性。

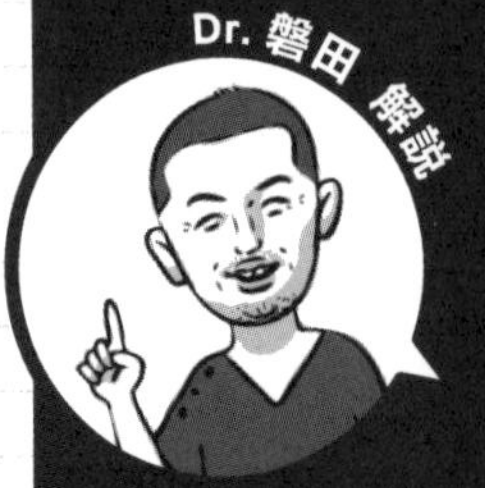

膝關節的構造 & 有 O 型腿傾向的人容易膝蓋疼痛

我們之所以容易膝蓋疼痛，
問題是出在膝蓋的構造。現在就掌握膝蓋的構造，
深入了解膝蓋疼痛的原因吧！

膝蓋的關節

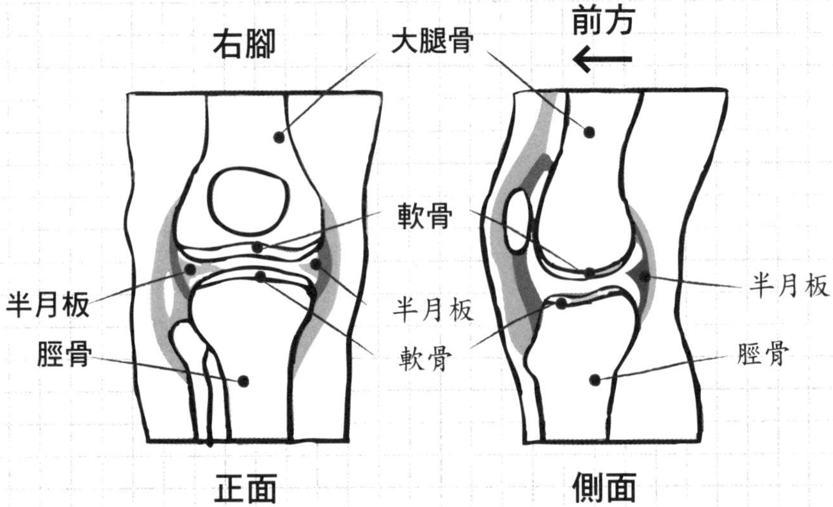

膝關節的各部位名稱與其作用

大腿骨

從大腿根部一直延伸到膝蓋，是人體中最長的一根骨頭。連接膝關節的部位前端為圓形，夾著軟骨接住下方的脛骨。
由於骨骼中含有血管，因此即使受傷也能獲得修復。

脛骨

從膝蓋延伸到腳板、位於小腿，也是緊接著大腿骨之外第二長的骨頭。連接膝關節的部位幾乎是平板狀。

軟骨

位於大腿骨與脛骨之間，發揮宛如軟墊般的功效。隨著年齡增長，軟骨會漸漸磨損。由於軟骨內沒有血管，所以受損後無法由人體自然修復。

半月板

位於大腿骨與脛骨之間的 C 字型軟骨，在膝蓋的內側與外側各有一個。半月板可以加強膝關節的穩定性，吸收加諸在關節上的衝擊，藉此保護軟骨。

有 O 型腿傾向的人，容易膝蓋疼痛

O 型腿的人容易給膝蓋內側帶來負荷，導致膝蓋內側產生疼痛。尤其是停經後的女性，女性荷爾蒙分泌下降，使骨質變得疏鬆，因此腿骨更容易往內側傾斜，使 O 型腿與膝蓋疼痛的問題越來越惡化。為了預防 O 型腿，最重要的就是要鍛鍊大腿內側的內轉肌。建議可在雙腿之間夾住一顆球或抱枕，雙腿施力、感覺就像是要將球壓扁一樣，以 10 次 1 組、一天 3 回的頻率鍛鍊肌肉。

第3章

讓膝蓋
重返年輕，
找回行動自如的雙腿

3-1

重新檢視食衣住，讓膝關節永保年輕！

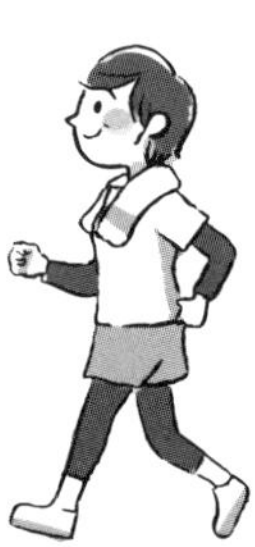

◈讓膝蓋保持年輕的食衣住

想要永遠保持年輕的膝蓋，改善生活習慣絕對是不可或缺的一環。

在這裡就要從「衣、食、住」三方面，為大家分別找出必須改善的重點。

衣

我經常聽到病友抱怨：「每當氣溫下滑、關節就會變得特別痛。」這是因為當身體變冷時，血液循環就會變差，這麼一來就讓人更強烈地感受到膝蓋的疼痛。

即使是夏季，也有越來越多人光是吹到冷氣的風就會感到疼痛，因此需留意讓膝蓋維持溫熱，除了膝蓋紅腫的情況以外，到了寒冷季節請盡量想辦法為膝蓋保暖。

在寒冷的冬季，請利用手套、襪子、圍巾等物品確實做好禦寒措施。

此外，保溫護膝也是一種很好的選擇。近年來市面上推出了一種附有口袋的

護膝，裡面可以放入暖暖包。這種方便為膝蓋保溫的商品越來越多，請大家不妨嘗試看看。

食

能讓膝蓋永保年輕的飲食方式，主要可歸納為下列三種。

- **控制體重的減重飲食。**
- **增長肌肉的高蛋白質飲食。**
- **讓身體維持溫熱的飲食。**

讓身體維持溫熱的飲食，不僅能促進血液循環、讓膝蓋疼痛情形獲得緩和，還能期待發揮燃燒脂肪的效果。

若想了解這方面的詳細內容，請參考從第１２６頁開始介紹的「瘦下來、增長肌肉、為身體帶來溫暖，從飲食開始打造年輕的膝蓋！」。

另一方面，我想大家都經常看到電視或雜誌將膠原蛋白譽為是「讓軟骨再生的食品成分」，也許很多人會以為：

「是不是光靠飲食就能讓軟骨再生呢？」

但是很遺憾地，截至目前為止並沒有科學證據可以支持這樣的說法。

由於膠原蛋白在胃部就會被分解，吃到肚裡的膠原蛋白無法直接作為軟骨再生的材料被身體運用。

不過，軟骨的確具有「製造新骨、汰換舊骨」的代謝機制，這點是無庸置疑的。

為維持正常代謝機能，**維生素C**是絕對不可或缺的營養素。

舉例來說，巴西里、青花菜、青椒等黃綠色蔬菜，檸檬與草莓等水果，薯類及豆類等，都是含有大量維生素C的食物。

此外在飲品之中，綠茶也含有豐富的維生素C。

與其拚命攝取無法直接形成軟骨的膠原蛋白，還不如試著在每天的飲食中多多攝取維生素C，從飲食生活著手改善、促進軟骨代謝吧！

住

請改建房屋！……我不可能提出這種強人所難的要求。

不過，我想為各位提出一些建議，只要在居住環境方面稍微下點功夫，就可以過著讓膝蓋更舒適的生活。

在本書中已經提到很多次了，彎曲膝蓋的動作會造成膝關節非常大的負擔。除了在第１０８頁提到的「跪坐」、「屈膝坐」、「盤腿坐」之外，從地面上站起身來的動作，也會為膝蓋帶來相當大的負擔。

由於日本自古以來的傳統房屋，以往大多數人都是過著以塌塌米為主的生活型態。不過，若是考量到膝蓋健康，在塌塌米上生活實在不妥，**建議大家可以增設椅子，平常坐在椅子上，寢具也從在塌塌米上鋪棉被改成西式床鋪。**

雖然無論如何都必須投資添購新的家具，但為了整頓出能讓膝蓋過得更舒適的住家環境，絕對是一定要做的第一步。

接下來，對膝蓋疼痛的人而言，上下樓梯也會對膝蓋造成沉重負擔，可說是非常痛苦的一件事。

如果覺得上下樓梯很辛苦的話，千萬不要勉強自己爬上爬下，從現在起就下定決心**將日常生活的中心從二樓轉移到一樓吧！**

若是轉移生活中心非常困難的話，不妨在**樓梯旁裝設扶手**，光是這樣應該也會有所改善。

只要一比較日本與美國退化性膝關節炎的罹患機率，就會發現無論是哪個年齡層，日本的罹患機率都比美國大幅超前。

相較於肥胖大國的美國，雖然日本身材纖細的人比較多，但罹患退化性膝關節炎的機率卻比較高，從這點也不難看出，和式住宅會對膝蓋帶來不良影響的事實。

只要下點功夫改造居住環境，就能減輕關節負擔，在日常中預防膝蓋老化。

3-2

瘦下來、增長肌肉、為身體帶來溫暖，從飲食開始打造年輕的膝蓋！

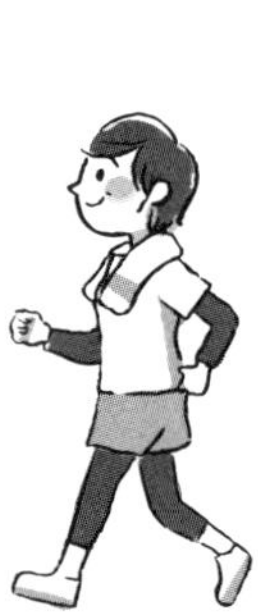

◈藉由飲食成功瘦身，擺脫膝蓋疼痛的困擾

想讓膝蓋重返年輕，飲食方面也是息息相關的一環。

為了減輕膝蓋的負擔與疼痛感，就一定要從適度的運動及飲食這兩方面開始著手**「控制體重」**、**「提升肌力」**、**「打造不虛寒的體質」**。

首先，我想從控制體重＝減重飲食開始談起。

老實說，因膝蓋疼痛而求診的病友，大多數都是肥胖人士。

肥胖人士可以藉由減重，讓退化性膝關節炎停止惡化，而且還有可能進一步減輕目前膝蓋疼痛的問題，因此控制體重可說是非常重要的課題。

- **站起身的時候會特別疼痛。**
- **走路時、特別是剛開始走路時，會感到膝蓋疼痛。**
- **下樓梯時特別疼痛。**

上述這些都是會讓膝蓋承受體重負荷的動作，如果是在做這些動作時膝蓋會疼痛的人，減重便能帶來很好的效果。

目前，美國的權威團體——國際退化性關節炎研究學會（OARSI）所公告的退化性關節炎治療方針中，就明白指出「減重也是治療的一環」。根據二〇〇六年丹麥Frederiksberg醫院Robin Christensen等人的研究報告，在針對417位罹患退化性關節炎病友，進行減重對疼痛與障礙程度變化的調查中指出，**「平均減重6公斤時，疼痛感會明顯減輕，這點在統計學上出現了顯著性差異」**。

實際上，在我的病友中也有人是完全沒有接受任何醫療治療，光是**在減輕10公斤的體重後，膝蓋不適的症狀就全都消失了。**

假設體重減輕1公斤，在上下樓梯時，膝蓋所承受的負擔就可以減少大約2～3公斤，因此減重顯然可以帶來非常好的效果。

同樣地，若是想要「緩和疼痛感」，在依賴有可能產生副作用的藥物、或是伴隨疼痛的注射治療之前，不妨先從飲食與運動這兩方面開始著手嘗試「減重」，對身體而言，也不失為是一種更溫和的選擇。

◎利用適合自己體質的減重方式，更能有效瘦下來

我認為可以妥善控制體重的飲食方式，大致上可以分成三個方向。

由於每個人的體質不同，同樣的減重方式不見得適合每一個人，請選擇最適合自己身體的方式進行減重。

①仔細咀嚼、刺激飽食中樞的飲食法

我們的身體有一種功能，那就是在吃飽時「飽食中樞」會發出通知，告訴我們現在已經飽了。

據說在開始飲食20分鐘後，飽食中樞就會發揮作用，因此若是飲食的速度太快，就會吃下過多食物、造成卡路里攝取過量，因此在進食時，必須花時間慢慢

咀嚼，以減少實際攝取的食物量。

「雖然我明白這個道理，但總會不知不覺就吃得太快……。」

如果是有這個困擾的人，我會建議不要「特別留意慢慢進食」，而是換個方式，**試著將餐點換成「必須慢慢吃的菜色」**。

舉例來說，根莖類（牛蒡、蓮藕、胡蘿蔔）、菇類（香菇、金針菇、杏鮑菇）、海藻類（海帶芽、昆布）這些都是很有口感的食物，而且卡路里也很低。

只要利用上述這些食材來製作餐點，在用餐時確實咀嚼，即使只吃少量也能獲得飽足感。不妨從現在起就試試看這樣的飲食方式吧！

②攝取高蛋白質、低醣食物來提升肌力、燃燒脂肪的飲食法

我想很多人都會為了減輕膝蓋疼痛，選擇進行健走或水中運動。不過，反正都要運動了，何不再搭配飲食將運動的效果發揮至極限呢？

雖然肌肉必須藉由運動帶來「刺激」而獲得發達，不過，我們卻必須從「飲

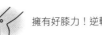

食」來攝取形成肌肉的材料，而肌肉所需的營養素就是「蛋白質」。

蛋白質在肉類（雞肉、牛肉、豬肉）、海鮮類（鮪魚、烏賊、章魚、蝦子）、黃豆製品（豆腐、納豆）、乳製品（牛奶、起司）等食材中含量都相當豐富，不過最重要的是**不要偏向攝取單一食材，而是要從各式各樣的食材中攝取到充足的蛋白質。**

此外，在攝取蛋白質之後，為了讓身體更有效率地吸收蛋白質，也請大家要同時攝取維生素B_6與維生素C。

當身體長出肌肉後，不僅可以減輕膝蓋的負擔，就連靜止不動時，肌肉都會消耗掉大量的卡路里，讓人自然而然變身為易瘦體質。

另一方面，若能將醣分攝取控制在一天30克以內，還能提高脂肪燃燒的效果。

順帶一提，想要有效率地提升肌力，用餐的時間點也非常重要。

據說，**運動後45分鐘之內是「黃金時段」**，在這段時間內攝取高蛋白質、低醣的飲食，可以更有效率地打造肌肉。

③以控制血糖值達到瘦身效果的飲食法

當人類的身體需要能量時，首先會使用的是血液當中的血糖。

當血糖用完後，才會開始燃燒脂肪。

因此，**「瘦身時不吃零食」**就是基本中的基本。

用餐後，隨著時間過去、血糖也會慢慢降低，一旦攝取了零食，血糖又會開始增加，這麼一來便沒有時機可以燃燒脂肪。

也就是說，若是想要以運動來燃燒脂肪的話，就要趁體內血糖較少的空腹時間進行運動，具體而言就是在早餐前、或晚餐前動動身體，可以達到更好的效果。

此外，為了盡量減少醣分的吸收，用餐時應該從蔬菜開始攝取，或是積極多吃含有大量食物纖維的蔬菜類與菇類等食材；細嚼慢嚥也是重點之一。

◎藉由飲食為身體帶來溫暖，減緩膝蓋疼痛

為了促進血液循環、緩和膝蓋疼痛，有一種方法是藉由飲食為身體帶來溫暖。像是鹽、味噌、醬油、明太子、吻仔魚、肉、蛋、起司、醃漬物、根莖類蔬菜、薑、辣椒、胡椒等食材，都能為身體帶來溫暖。

當身體獲得溫暖後，不僅膝蓋疼痛的問題可以獲得改善，甚至可能燃燒脂肪。

不過，辣椒內的成分「辣椒素」，雖然可以讓體溫暫時上升，但過一陣子反而會使體溫下降；還有，據說醋也會讓身體變冷，因此在天氣寒冷時，必須留意不可攝取過量。

順帶一提，我自己曾在**完全沒有改變整體飲食量、也沒有做運動的情況下，光是改變飲食方式，就在三個月內成功減少了5公斤體重，腰圍也減少了5公分！**

請大家一定要試試看這種只要改變飲食即可的瘦身法。

3-3

藉由能鍛鍊**腰大肌**與**臀中肌**的體操，讓膝蓋重返健康！

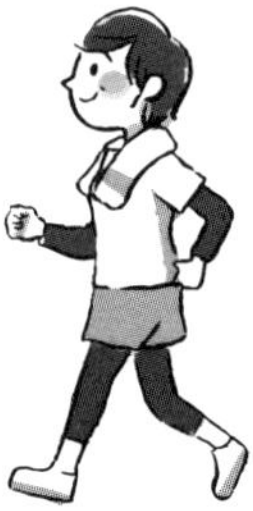

◎要減輕膝蓋的負擔，就必須鍛鍊深層肌肉

一般建議膝蓋疼痛病友做的運動，通常都是鍛鍊「膝蓋周圍肌肉」的體操。膝蓋周圍肌肉主要指的是大腿前側的股四頭肌，但我個人對於這個說法卻抱持著懷疑的態度。

儘管鍛鍊大腿股四頭肌的確很重要，但是在支撐身體時最重要的其實是連結腰椎與大腿骨的「腰大肌」。

腰大肌位於身體深層、也就是所謂的深層肌肉，在走路或跑步時就是靠腰大肌的力量將雙腿往前抬起，並且讓腰椎呈現S字型、維持正確姿勢，同時也與維持骨盆穩定大有關聯。

一旦腰大肌變弱，在走路與跑步時，能支撐身體左右搖晃的就只剩下雙腿，對膝蓋也會造成相當大的負擔。

而且，不只是膝蓋疼痛而已，腰大肌變弱也會引發腰痛、肩頸僵硬、駝背、走路時雙腿抬不起來、容易跌倒等等，導致身體產生各種異狀，造成日常生活中

的動作出現困難。

除此之外，還有一種值得矚目的肌肉，那就是「**臀中肌**」。臀中肌位於臀部兩側，負責固定骨盆與大腿骨，跟腰大肌一樣都是非常重要的肌肉。

當雙腿往外側張開時，就會使用到臀中肌，尤其是在跑步時將雙腿抬起來的瞬間，臀中肌就負責固定住髖關節，讓骨盆不至於往下方歪斜。**一旦臀中肌變弱，走路時骨盆容易變得不穩定，膝蓋負荷失衡，這也是造成膝蓋受損的原因之一**。

雖然上述的這兩種肌肉都距離膝蓋有段距離，但是為了要將體重平衡地傳達給膝蓋，這兩種肌肉都扮演著非常重要的角色。

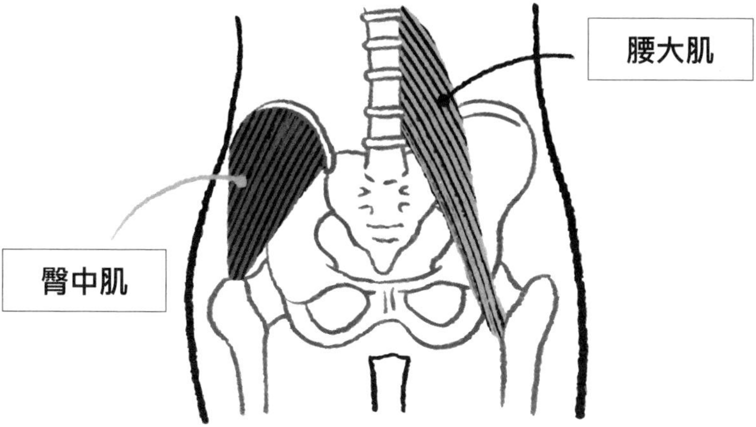

本書一開始介紹給各位的三種體操，就是專門用來鍛鍊腰大肌與臀中肌的方法。

若是因為膝蓋疼痛而刻意不運動身體，反而會使肌肉越來越衰弱，造成反效果。

由於本書中介紹的體操都是以躺臥或坐著的姿勢進行，不會讓膝蓋承受到體重，因此即使是膝蓋疼痛的人也能放心嘗試。

「維持正確的姿勢」，就是進行這三種體操最大的重點。我自己也曾親自嘗試過，實在是很不容易，但也讓人確實感覺到能有效鍛鍊到肌肉。

為了改善膝蓋疼痛的問題，請大家一定要每天持續努力做體操！

3-4

以**按壓穴道**的保養法
緩和膝蓋的疼痛感！

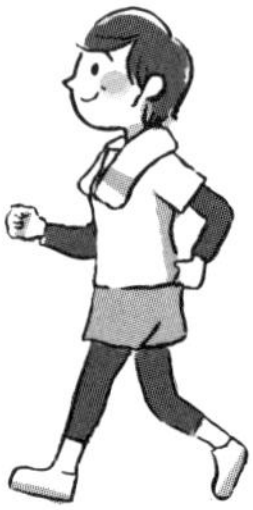

◈膝蓋疼痛就必須按壓足太陰脾經的穴道

按壓穴道可說是每個人都能輕鬆進行的自我保健法。

在西醫中也有在疼痛部位打針、稱為「激痛點注射」的治療法，與中醫按壓穴道有共通之處。

在泡澡、或是剛沐浴後身體溫暖時，請試著以比較強的力道指壓疼痛的部位，達到「又痛又舒服」的感覺。

在本書一開始提到的「按壓穴道自我保健法」中，主要是針對「足太陰脾經」的穴道進行介紹，這些穴道對於退化性膝關節炎病友常有的膝關節內側疼痛，可以達到很好的改善效果。

所謂的足太陰脾經，是從腳部大拇趾趾甲根部內側為起點，通過腳部內側、大腿內側的經脈，有「**血海**」、「**陰陵泉**」、「**太白**」等穴道。此外，也有介紹到其它幾個能有效對付膝蓋疼痛的穴道，那就是位於膝蓋內側的「**委中**」、小腿肚的「**承山**」，以及位於腳踝內側與阿基里斯腱之間的「**太溪**」。（請參考第28～32頁）

3-5

利用能讓膝蓋重返年輕的**健走方式**，一邊走路一邊照顧膝蓋！

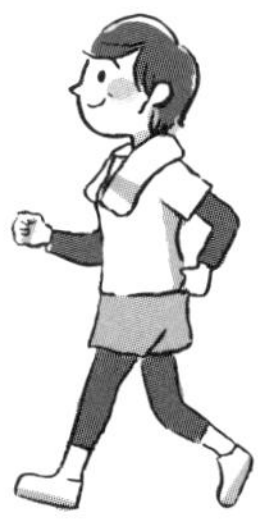

◎擔心膝蓋狀況的人一定要試試能重返年輕的健走方式

運動有一週進行2次即可、但需要辛苦鍛鍊肌力的「無氧運動」，以及像是健走這種比較輕鬆、但必須每天持續進行20分鐘以上的「有氧運動」這兩種。

若是平時沒有運動習慣的人，突然要投入辛苦的肌力鍛鍊應該會有點難度，為了提升肌力並達到減重效果，建議大家可以從人人都適合的健走開始嘗試。

據說健走可以帶來下列這5種效果。

1 提升肌力。

2 帶給膝軟骨好的刺激。

3 強化骨骼。

4 加強心臟與肺部功能。

5 降低血液中的三酸甘油脂、膽固醇。

由此可知，健走不只是對膝蓋有益，而且對全身都能帶來正向的影響。

在日常生活中，可以試著改變交通方式，像是從開車改成搭電車或走路，或是與親朋好友一邊聊天一邊走路一小時左右，希望各位多留意以不勉強自己的方式持續健走。

◈以溫和照顧膝蓋的健走方式，輕鬆持續運動

即使是擔心膝蓋狀況或體力不佳的人，也可以藉由注意下列的幾個重點，放心持續健走。

◎準備體操

在開始健走之前，可以伸展拉筋，肌肉裡的血液循環變好，就能更有效地帶給肌肉刺激。

此外，先做體操也可以避免健走時膝蓋疼痛、同時預防受傷。

◎速度

由於走路時的速度越快、對膝蓋造成的負擔越大。因此，若是擔心膝蓋狀況的人，健走時慢慢走就可以了。

◎時間

健走持續20分鐘以上，無論是在消耗卡路里、脂肪燃燒、減少中性脂肪（三酸甘油脂）、減少膽固醇等各方面，都能帶來很好的效果。

◎走路方式

想像自己正在拉提腹肌般縮小腹，確實以腳尖離開地面、並以腳跟著地。

當雙腿往前踏出時，為了減少關節受到的損傷，請務必伸直膝蓋。

還有，為了減少膝蓋周圍的肌腱負擔，請參考第105頁的插圖，走路時不要以一直線的方式行走，而是要想像自己走在比肩膀略窄的兩條線上，踏出步伐。

◎補充水分

在開始健走之前請先喝1～2杯水分，健走時請間隔20分鐘左右補充1杯水，最好選擇稍微偏涼的水、茶或運動飲料，慢慢喝下補充水分。

最後想要跟大家分享的是，在健走時應注意的重點。

大部分膝蓋有在疼痛的人，其實疼痛的感覺每天都不一樣。可能某天膝蓋很痛、也可能某天並不疼痛，因此最重要的就是要依照自己的膝蓋疼痛程度，調整健走的時間。

若是強忍著疼痛硬要健走的話，反而會讓膝蓋疼痛問題更加惡化。所以只要在健走時或健走後感到膝蓋疼痛，**建議可以減少健走量、或是先暫時停止健走。**

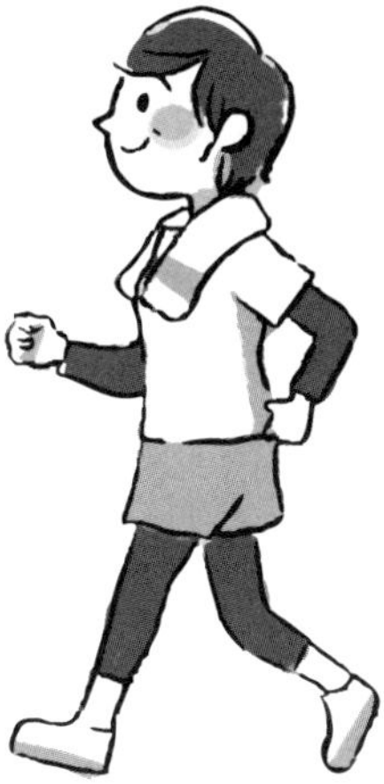

【健走的正確姿勢】

· 收起下巴，視線朝向前方 10 公尺左右的地方
· 挺直背脊
· 放鬆手腕、自然地前後擺動
· 步伐比平常稍大
· 以腳尖離開地面
· 從腳跟著地

若是沒有感覺疼痛的話，積極健走也沒問題。

請觀察自己膝蓋的狀況，來決定每天的健走量。

想要持續運動，最重要的就是要**選擇不會造成疼痛的運動、以及可以讓人愉快進行的運動。**

掌握這兩點後，就一邊享受運動的樂趣、展開健走人生吧！

3-6

聰明利用**護膝**與**磁力產品**
解決膝蓋疼痛問題！

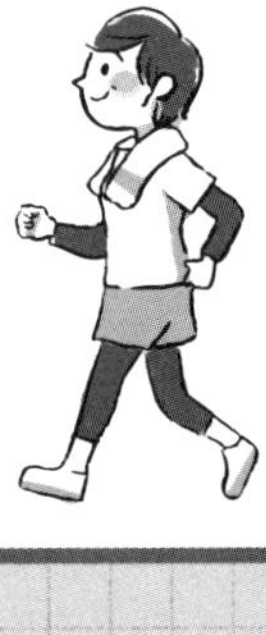

◈護膝分為保溫型與支撐型兩種

只要一提到改善膝蓋疼痛的必備單品，就是護膝了。

除了有膝蓋疼痛困擾的人之外，O型腿嚴重、或是膝蓋彎曲伸展不便的人，也很建議可以穿戴護膝。

藉由穿戴護膝，可以避免膝蓋冰冷，為不穩定的關節帶來某種程度上的支撐，減輕膝蓋的負擔。

市售的護膝產品大致上可以分為下列兩種類型。

◎保溫型護膝

能為膝蓋帶來溫暖以減輕疼痛的保溫型護膝，非常推薦給會因為寒冷而感到疼痛或因氣候不佳就會產生疼痛感的人、以及總是隱隱作痛的慢性疼痛病友使用。

大多數的保溫型護膝價格，比起支撐型護膝便宜一些。

◎支撐型護膝

支撐型護膝可以支撐不穩定的膝關節，並且減輕疼痛感。推薦給在走路時或運動中會感到膝蓋疼痛的人使用。

不過，支撐型護膝的價格落差較大，輔具業者製造的客製化護膝價格可能相當高昂，而在運動用品店，則可自行購入較便宜的護膝，選擇種類豐富。

選擇護膝時，**請不要只看價格挑選，最重要的是要選擇適合自己症狀的產品。**

有些人到了寒冷時節會特別感到膝蓋疼痛，每當要外出時便痛苦萬分。不過，若是因為如此而不敢出門，生活中甚少走路活動的話，便會使得運動量減少，造成肌肉越來越衰弱，這麼一來只會增加膝蓋的負擔而已。

若是有這樣的困擾，不妨穿戴護膝，應該可以稍微減少外出時的不便。

順帶一提，要是穿戴護膝時上下穿反、以錯誤的方式使用的話，不僅無法讓護膝發揮功效，還會對膝蓋造成異常的壓迫，反而造成疼痛，所以請大家務必要留意正確穿戴護膝。

最近除了護膝之外，我也留意到有一種產品是**磁力鈦項圈與磁力貼**，藉由提升人體電流的方式，緩和肌肉與關節的僵硬感。

所謂的人體電流指的是在身體中流動的電流，像是心電圖與腦波圖等，都是利用這種人體電流所呈現出來。

若是因肌肉或肌腱出問題造成膝蓋疼痛的話，使用磁力鈦項圈與磁力貼，便能發揮功效。此外，除了疼痛部位之外，也可以沿著肌肉走向貼上磁力貼，應該也能加強雙腿的機能。

3-7

當骨科的藥物與注射都無法產生功效時，不妨尋求**中醫**及**針灸治療**！

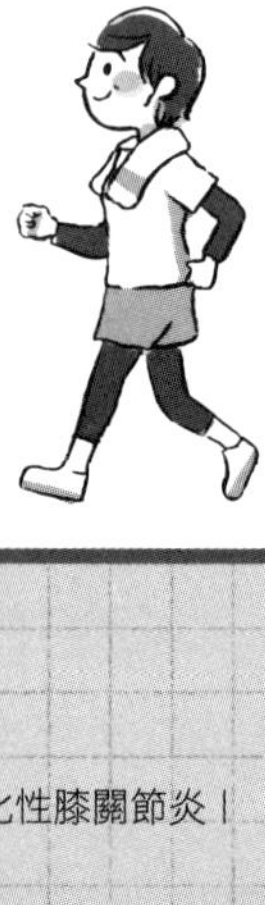

◇若是因肌肉問題造成疼痛，針灸或整骨便能發揮功效

有些人即使去了骨科拿藥，接受注射玻尿酸、類固醇等各種治療，疼痛的情形卻依然不見起色。

可是，其實膝蓋的狀態卻沒有嚴重到需要動手術的程度……。

這麼一來，骨科醫師也一籌莫展，這種情形可說是很典型的案例。

面臨這種案例時，我會建議病友尋求**中醫**及**針灸**接受相關治療。

若是膝蓋疼痛的原因並非在於軟骨與骨骼，尋求中醫及針灸與按摩等治療，**不僅不像藥物一樣會有副作用，還能深入肌肉，對於改善疼痛感更是有效**的對症治療法。

要是以手指按壓患部會感到疼痛的話，接受這方面的治療通常都會很有效，大家不妨先記在心裡吧！

只不過，在前往這些地方之前，前提是一定要**先在骨科做過完整的檢查並請**

醫師診斷，確認自己除了退化性膝關節炎之外並沒有其它隱性的病症才行。

當我觀察病友的情形時，會發現大家在接受這些治療後，看起來似乎比在骨科治療時更感到**滿意**。

為什麼呢？因為有很多醫師在診察病友時，並不會實際觸碰患部，甚至只盯著電腦螢幕呈現出來的畫面，連病友的臉看都不看一眼。

在這樣的情況下，病友並不會感覺到醫師有認真診療自己而感到滿意。

因為針灸與按摩等都是必須要接觸到患部的治療法，因此雖是理所當然，但病友卻很容易因為在這些地方所感受到「自己的身體獲得撫慰」、「被認真診療了」而心滿意足。

反過來說，若是有針對患部進行觸診，幫忙病友伸展關節，確認是否會疼痛，就是一位有認真面對病友進行診療的骨科醫師，請大家放心信賴這樣的醫師。

順帶一提，坊間有「針灸館」、「接骨所」、「國術館」、「脊骨神經醫學中心」等各種名稱的診療院所。

這些院所中的師傅可能會兼採各家流派的手法，也有很多人擁有雙重證照，因此病友不必拘泥於證照背景，**找到適合自己症狀與身體、能誠實面對病痛的治療者才是最重要的**。

與一般骨科不同的是，由於這些治療院所的流派不計其數，萬一症狀沒有獲得改善時，也只要以「這裡不太適合自己」的心情看待就好，再去尋找看看其他適合的治療吧！

3-8

當服用止痛藥無法減緩疼痛感時，還可以選擇**中藥**！

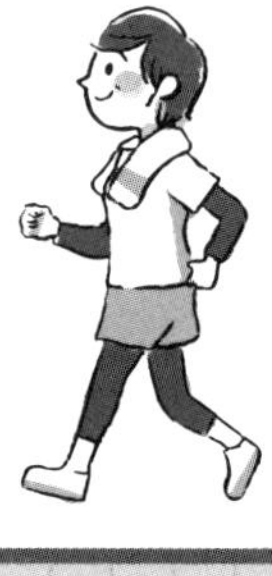

◇中藥在適合的人身上能發揮莫大威力

要是在醫院骨科中提到中藥，也許會讓人覺得有點不搭嘎，不過其實**中藥對於解決膝蓋疼痛很有效。**

中藥是利用自然界的植物與礦物等藥材搭配組合所製成的藥物。**「藉由調整全身各部分的平衡，來改善症狀」**——這就是以中醫為基礎發想的治療方式。

因此，同一種中藥不僅能有效減緩膝蓋疼痛、同時也能對腸胃發揮功效，這種乍看之下不可思議的事經常發生。

雖然大家可能對於中藥的印象都是對身體很溫和、能慢慢發揮功效，不過也有一些中藥具有即效性，也會帶來副作用，而且可以明確得知是否適合自己的身體，因此，只要持續服用一個月左右，應該就可以清楚判斷出需不需要繼續服用或是需要暫停服用。

話雖如此，但比起止痛藥或注射類固醇，中藥帶來的副作用還是比較少。

此外，即使是同一種疾病，也會因為個人體質差異而服用不同的中藥，或是依出現症狀後的時間長短，採用不同的中藥作為配方。

我個人特別偏好的中藥是「治打撲一方」，不僅具有加快骨骼生長的功效，若是想要盡速治療骨壞死、骨質疏鬆症、骨折等病症，也是一帖很好的處方。

根據一篇在肋骨骨折病友身上使用治打撲一方與止痛藥，並進行比較的研究論文顯示，使用治打撲一方的人能比較快消除疼痛感，而且相較之下醫療費用也更低廉。

對於退化性膝關節炎病友而言，由於是因為軟骨磨損而使得下方骨頭受到損傷，因此造成骨骼發炎，若能服用治打撲一方便會非常有效。

【對膝蓋疼痛很有效果的中藥】

(譯註：製劑號碼為日本現行規範)

製劑號碼	中藥名稱	推薦給這樣的人服用
89	治打撲一方	·大腿骨與脛骨互相摩擦而感到疼痛 ·膝蓋曾經挫傷
28	越婢加朮湯	·膝蓋積水　·膝蓋浮腫疼痛 ·靜止不動時依然感到疼痛　·痛到無法動作
78	麻杏薏甘湯	·一動就會痛　·雙腿容易浮腫 ·到了傍晚就會開始疼痛
20	防己黃耆湯	·會因日常生活動作而感到疼痛 ·肌肉沒有力量　·胃不好
52	薏苡仁湯	·偶爾會產生疼痛感　·手腳冰冷 ·做某些固定動作會感到疼痛　·容易浮腫

此外，「防己黃耆湯」也是在骨科經常使用的中藥。若是靜止不動時，膝蓋依然會感到疼痛、或是有膝蓋積水情形，還有在進行人工關節置換手術後傷口隱隱作痛時，服用這帖中藥便能發揮不錯的功效。

我想，在骨科會開立中藥作為處方箋的醫師並不多，因此若是有人想要試試看這些中藥的話，不妨帶著自己的用藥手冊(譯註：日本推行的個人用藥史記錄手冊，台灣可查詢健保署健康存摺中的用藥資料。)前往藥局，與藥劑師商量看看。

上表列出的中藥皆能對於膝蓋疼痛發揮功效，請大家務必參考看看。

3-9

聰明善用 營養輔助食品！

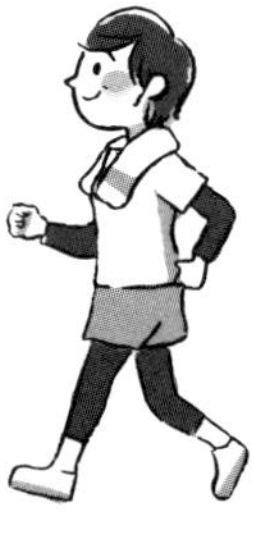

◎營養輔助食品非常值得一試！

由於我專攻的領域是膝蓋手術，因此有很多機會可以診療到接受人工膝關節置換手術的病友。

大家在動手術之前，都曾經試過多種治療方法，而且一半以上的人都表示曾嘗試過服用營養輔助食品。

由於骨科的治療並非「萬能」，從這個角度來看，**副作用較少、又有某種程度科學根據的營養輔助食品**，我個人認為很值得一試。

只不過，千萬不要因為別人試過效果很好，就覺得自己服用也一定會很有效，事實可並非如此。

即使有臨床研究指出：「這款營養輔助食品確實有效！」但仔細想想根本是理所當然，因為這不過是代表著有攝取營養輔助食品的群體，跟沒有攝取的群體比起來，平均看起來有效而已，因此儘管人數不多，但當然還是會有人即便攝取了營養輔助食品卻不見效。

所以，我都會和病友如此溝通：「**雖然我不知道這會不會有效，不過要不要試著服用看看呢？**」

◇對膝蓋有效的營養輔助食品並不僅限於葡萄糖胺而已

接下來我要介紹的是幾種擁有科學根據、而且副作用較少的營養輔助食品，建議大家不妨嘗試看看。

◎葡萄糖胺

葡萄糖胺是存在於身體軟骨、皮膚、腸道、大腦中，人體可自行合成的胺基糖。歐洲大約從三十年前起，就利用葡萄糖胺來解決退化性膝關節炎所帶來的疼痛感，甚至在一部分的國家中也將葡萄糖胺認定為藥品。

雖然基本上葡萄糖胺的成分很安全，不過也有極少數的人會因為搭配的飲食不恰當，而引起便祕、腹瀉、胃痛等腸胃問題。

此外，由於葡萄糖胺是以蝦蟹為原料製成，因此若是會對蝦蟹過敏的人，還是小心一點、避免攝取為佳。

◎軟骨素

軟骨素是一種黏多醣體，能讓各式生物機能運作地更加流暢。也會包覆在細胞或組織表層，其黏稠特性可帶來保護效果。

軟骨素是軟骨的主要成分，在皮膚與肉芽組織中也廣泛存在。營養輔助食品中軟骨素的來源，通常是從鯊魚軟骨萃取而成。

◎MSM（二甲基碸）

MSM是一種存在於人體內的硫磺，在關節軟骨、頭髮、指甲與皮膚中都大量存在；而在食品當中，牛奶、蔬菜、茶、咖啡、啤酒、水果中也含有微量的MSM。

在所有營養輔助食品中，MSM被認為是**對於關節發炎最具效果的一種**。

◎第二型膠原蛋白

第二型膠原蛋白主要存在於關節軟骨與眼睛的玻璃體中。

一般的營養輔助食品，都是從雞或豬軟骨中提煉出軟骨萃取物製作而成。攝取第二型膠原蛋白，也許可以抑制關節產生發炎症狀，不妨嘗試看看。

◎玻尿酸

關節液與軟骨中含有大量的玻尿酸，能夠為關節帶來潤滑作用、也能發揮緩衝效果，具有改善關節動作的功效。

目前已知除了直接注射玻尿酸之外，也可以攝取玻尿酸營養輔助食品，對於抑制關節發炎也能發揮效果。

◎寒天寡糖

從寒天當中萃取而成的寡糖，也是最近備受矚目的成分之一，據說具有抗發炎作用，有研究指出，若是一併服用寒天寡糖與葡萄糖胺，更能提升抗發炎的作用。

以上介紹的這些成分，在廣告宣傳中都被盛譽為具有各式各樣的功效，但老實說這些頂多只是能有效對抗膝蓋發炎而已，並不具備使軟骨再生的功能。

此外，就如同我在第1章針對葡萄糖胺的解說一樣，若是連續嘗試一個月同樣的營養輔助食品，卻沒有改善疼痛感的話，就應該考慮服用其它營養輔助食品、或是採用其它治療法了。

在骨科中經常開立的止痛藥（鎮痛消炎藥）會讓胃部不適、副作用較強，而在膝蓋注射針劑也會帶來疼痛感。

從這方面來看，由於營養輔助食品的副作用很少，即使效果不大也不算是什麼值得大書特書的缺點。

因此，我認為**「若是感到膝蓋疼痛，可以先嘗試服用營養輔助食品」**的觀點是行得通的。

3-10

只要更換**鞋子與鞋墊**，就能預防膝蓋老化！

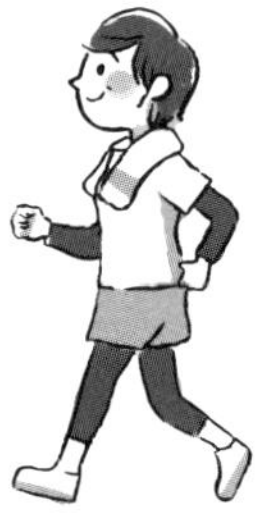

◎選擇可以預防膝蓋疼痛的鞋子與鞋墊

當膝蓋在支撐體重時，並不是只用一個面支撐，而是以膝蓋內側與外側的2個點來支撐體重。

若是膝蓋內側與外側的負荷沒有保持平衡，就會加重其中一側的負擔，承受更多負擔的那一側軟骨便會開始受損、減少。

那麼究竟要如何才能讓體重平均地施加在膝蓋上呢？

事實上，保持平衡最重要的就是與地面接觸的「雙腳」。

要是分別從前方與側邊仔細觀察腳部，可以發現如同拱橋般的「足弓構造」。

讓腳底足弓維持拱橋般的狀態非常重要，因此在選擇鞋子與鞋墊時，必須挑選在腳底部位有些許隆起的「支撐足弓」設計，這就是關鍵。

具有支撐足弓設計的鞋子或鞋墊，不只能減輕膝蓋的疼痛感，還能為**還沒開始疼痛的人預防未來會膝蓋疼痛，因此必須在年輕時，就選擇這種鞋款與鞋墊穿**

著會比較好。

與其去做一些自己不擅長的運動，倒不如先好好善用有支撐足弓設計的鞋子或鞋墊，維持良好的平衡，讓膝蓋平均承受體重才是最重要的。

要是已經出現膝蓋疼痛問題，或是O型、X型腿情形嚴重的人，則**建議應選擇在腳底內側或外側為傾斜設計的鞋墊。**

幾乎在所有骨科，都會有很多提供客製化鞋墊的輔具業者出入，若是有O型或X型腿的人，不妨與骨科醫師好好討論看看，也不失為一種好方法。

在一項針對退化性膝關節炎病友適合鞋款的研究中顯示，能溫和照顧膝蓋的鞋款，必須擁有下列這4項條件。

- **鞋底有1公分左右的厚度。**
- **無跟的平底鞋款。**
- **重量較輕的鞋款。**
- **緩衝效果佳的柔軟鞋款。**

比起高跟鞋，還是**運動鞋與健康舒適鞋**等沒有前後高低差的鞋款比較好，而且若是有固定住腳踝的款式，走起路來會更穩定輕鬆。

經常穿著高跟鞋的女性，走路姿勢常會彎曲膝蓋。這種走路方式會造成膝蓋前面的肌腱承受過多負擔，而引起膝蓋發炎。

此外，沉重的登山鞋、皮革鞋款，無法固定腳踝的拖鞋、海灘涼鞋、健康拖鞋等等，都會對膝蓋造成負擔，因此最好避免穿著這些鞋款。

還有，在腳尖部位過於寬鬆的鞋子，雙腳會在鞋子裡前後晃動，也不建議大家穿著。

這麼說來，「能溫和照顧膝蓋的鞋子」其實必須具備很多條件。

最近也有一些鞋店裡有專屬的適鞋顧問，不妨與對方討論看看，了解自己適合穿著哪些類型的鞋子，也是不錯的方法。

3-11

依膝蓋疼痛與否，**保養膝蓋**的方法有所不同！

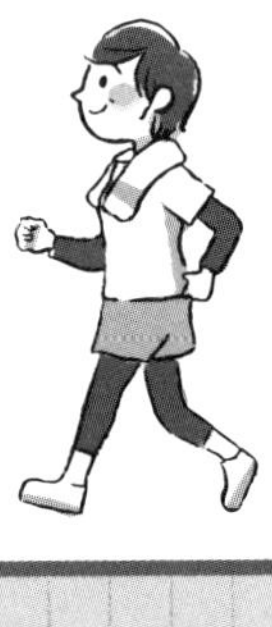

◎膝蓋不痛的人要注意支撐足弓，膝蓋疼痛的人要做體操保護膝蓋

在疼痛感出現之前就勤於保養膝蓋，便能讓關節年齡常保年輕。

我認為最重要的膝蓋保養法就是下列這三項：

- **運動。**
- **控制體重。**
- **選擇鞋款。**

對於膝蓋已經產生疼痛感的人而言，一定要多加留意這幾個重點。

不過，依膝蓋疼痛與否，保養膝蓋的具體內容還是多少有點差異。

接下來，我就要針對這方面具體說明。

首先在運動方面，膝蓋並不疼痛的人可以盡情選擇自己喜好的運動，享受運

動帶來的樂趣。

但是，若是平時沒有運動習慣的人，不妨選擇**健走或騎自行車**等不太會對膝蓋造成負擔的運動，努力提升肌力。

另一方面，膝蓋已經產生疼痛感的人，必須先仔細斟酌自己的疼痛感，再開始做運動，這點至關緊要。

在膝蓋並不疼痛時，可以進行健走也無妨，當膝蓋感到疼痛時，則可以選擇本書一開頭介紹的**體操或太極拳**、**水中健走**等，不會對膝蓋造成負擔的運動最為理想。

萬一在運動之後，膝蓋逐漸產生疼痛感、或是隔天開始疼痛的話，便很有可能是因為運動而使膝蓋承受負擔，因此除了本書開頭介紹的體操以外，其餘運動皆應盡量避免。

此外，在**開始運動前**，**建議可熱敷整個膝蓋與周圍的肌肉**，便能預防膝蓋疼痛；若是運動後感到膝蓋疼痛的話，則建議**以疼痛部位為中心進行冰敷**，便能減緩疼痛感。

以膝蓋疼痛與否區分
讓關節年齡常保年輕的方法

膝蓋已產生疼痛感的人		膝蓋尚未開始疼痛的人
水中健走、太極拳、讓膝蓋重返年輕的體操	**運動**	自己喜好的運動、健走、騎自行車
訂製鞋、訂製鞋墊	**鞋款**	選擇可支撐足弓的鞋款
可用來對抗發炎	**營養輔助食品**	不需要
必須接受檢查、診斷，並服藥	**前往醫院就醫**	不需要
以BMI22左右為目標（減6公斤後能明確感到疼痛感降低）	**減重**	以BMI22左右為目標

在控制體重方面則與膝蓋是否疼痛無關，應該以BMI22的適當體重為目標，藉由運動與改善飲食雙管齊下，維持理想體重。

最後在選擇鞋款這方面，就像我之前提到的，在膝蓋尚未產生疼痛感之前，就應該要使用具有支撐足弓功效的鞋墊或鞋款，才能預防未來膝蓋疼痛的問題。

而若是膝蓋已經產生疼痛感的人，則應向骨科醫師及適鞋顧問等專家諮詢，嘗試穿著訂製鞋款與鞋墊，以減緩疼痛感。在本書最後方附有「膝蓋年輕度確認表」，參考這份資料就能了解自己的膝蓋狀態究竟如何。

請大家務必要納入參考，及早開始實行適合自己的膝蓋保養法。

第4章

骨科專科醫師最希望大家知道的最佳治療法

4-1

一味**忍耐膝蓋疼痛**並不是件好事！

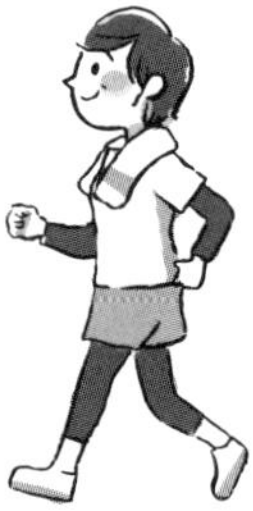

◎千萬不要忍耐疼痛，能自行行動最重要

雖然很在意膝蓋疼痛的問題，卻遲遲不到醫院就診的人真的非常多。

站在醫師的立場而言，要是病友不前往醫院就診就什麼忙也幫不上，因此我要大聲疾呼：

「只要膝蓋有一點點疼痛，就要立刻來骨科報到！」

若是每次做同樣的動作，都會在同樣的部位出現疼痛感，就是膝關節已經嚴重受損的證據！

目前為止我曾服務過好幾個醫院，我發現住在都會區的人比較不會忍耐疼痛、願意到醫院求診，但住在鄉村區的人卻會極力忍耐疼痛，一直拖到「非手術不可」的狀態才第一次求診，這樣的情況並不罕見。

若是能在早一點的階段來到醫院就診，除了手術之外還能有諸多選項可以考慮，實在讓人覺得非常可惜。

尤其是務農人士，可能是平時經常採取蹲下的姿勢，O型腿的情況特別嚴重。

「因為我是自營業者，平常不能休息、也不能去醫院。」

像這樣不斷拖延就診時間，使得膝蓋狀況越來越惡化，最後終於演變成無法工作、甚至連走路都變得非常困難。

若是進行人工膝關節置換手術，包含住院必須休息大約一個月的時間無法工作，考量到這一點，不如在**症狀尚輕微時前往醫院求診**，努力別讓膝蓋狀況繼續惡化下去，只針對疼痛感進行治療才是最好的方法。

在我的病友中，有一位始終堅持強忍疼痛的病友，明明已經置換了人工膝關節，卻強自忍耐膝蓋疼痛置之不理，結果人工膝關節周圍開始化膿，直到發起高燒才終於到醫院接受治療。

在這種情形下，最危險的是細菌擴散感染至骨頭內部，引起骨髓炎，幸好那位病友逃過一劫。

不過，由於最後還是要再替換一次人工膝關節，必須再動2次手術才行。

雖然嚴重至此的案例少之又少，但要是注射玻尿酸後，疼痛感依然沒有獲得改善的話，就請鼓起勇氣對醫師說：

「**注射玻尿酸後，疼痛情形還是沒有好轉，請幫我拍MRI。**」

像這樣自己主動向醫師開口，也是非常重要的一環。

若是以二週注射一次玻尿酸的頻率接受治療時，還撐不到下一次治療就開始疼痛的話，應該盡早更換成別種治療法才對。

要是陷入玻尿酸迴圈中，可能會錯失選擇別種有效治療法的機會，最後還是得動手術，這樣的案例屢見不鮮。

不過我個人認為，最後還是可以藉由接受置換人工膝關節手術，提升生活品質，恢復以往想做什麼都能盡情去做的健康膝蓋，所以不必太過悲觀、覺得自己的膝蓋「一輩子都治不好」。

無論如何，在接受膝蓋疼痛的治療時，最重要的就是**不要忍耐疼痛**，也不要把治療方針全部託付給醫師決定，應該與醫師攜手合作進行治療才是上策。

4-2

想要治療膝蓋疼痛，並非只能在骨科接受診療！

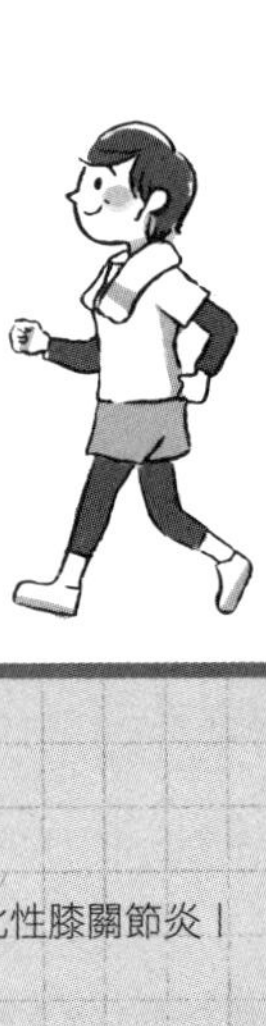

◎在骨科進行的疼痛治療與根本治療

退化性膝關節炎的治療大致上可以分為下列兩個方向。

①緩和膝蓋疼痛的治療。

②膝關節的根本治療。

在①緩和膝蓋疼痛的治療當中，骨科會採取以下的治療方式：

・預防肌力下滑的運動療法。
・進行與控制體重有關的營養指導。
・使用貼布或內服鎮痛消炎藥。
・使用護膝、鞋墊等輔具。
・溫熱療法與電療等物理治療法。
・在膝關節注射類固醇或玻尿酸等。

另一方面，若是①的治療遲遲無法發揮功效，「疼痛感已對日常生活造成障礙」、「疼痛得無法隨心所欲活動」的人，則建議進行②膝關節的根本治療。

所謂的根本治療有下列這幾種方式，也就是我個人專精的「人工膝關節置換手術」、以及「軟骨再生治療」等。

長年為膝蓋疼痛所苦的人，即使動了手術解決造成疼痛的原因後，偶爾也會出現幾個依然感到疼痛的案例。

若是出現這種情形，是因為負責傳送營養素給神經的血管堵塞，造成神經感受到假性疼痛，這時則適合利用最新的「導管治療」予以改善。

一般來說在骨科中會**依照每位病友疼痛的程度、並配合各自的生活型態，分別採用不同的治療法。**

◈中醫與替代醫療的治療法

不過，放眼世界，國際骨關節炎研究學會（OARSI）所提倡的指導方針中，也建議攝取葡萄糖胺與軟骨素等營養輔助食品，以及針灸、脊骨神經醫學等中醫、替代醫療等也都包含在內，顯示這些方法**都能有效治療膝蓋疼痛**的問題。

除此之外，還有許多對症療法可以幫助改善膝蓋疼痛的問題，像是中藥、抗氧化物質、除了葡萄糖胺與軟骨素以外的營養輔助食品，以及利用鍺等金屬促進血液循環並緩和疼痛，治療方式非常多元。

其中，「雖然缺乏科學根據，不過似乎對於改善自覺症狀很有幫助……」，像這樣的治療法也所在多有，不過不容否認的是，這種治療至今依然以口耳相傳的方式流傳居多。

不僅如此，西醫、中醫與其他的替代醫學體系都是各自獨立，可說是完全沒有互相連結或彼此交換資訊。

老實說，在骨科醫師中，會建議病友嘗試這些治療法的人，實在是少之又少，非常可惜。

為什麼呢？這是一位骨科醫師對於自己專業領域的治療法很有信心的緣故（所以才能為病友進行治療），而傾向於排斥與自己想法相左的治療法。

即便同樣是骨科，醫院的骨科醫師可能會建議病友接受自己最擅長的手術治療、而診所中的骨科醫師則可能偏向一味幫病友注射玻尿酸。

因為醫師是一種對於自己不了解的事物、不擅長的治療或是最新治療法，基本上都抱著否定態度的人種。

因此，一旦當「膝蓋疼痛」的症狀出現時，即便有如此多種選擇，病友卻還是很難找到真正適合自己、而且又能有科學背書的治療法。

正因為我希望能為面臨這種情況的病友助上一臂之力，才會突破治療法與手技差異的藩籬，以幫助病友找到最適合自己的治療法為目的，設立了「NPO法人腰痛、膝痛團隊醫療研究所」。

膝關節治療流程

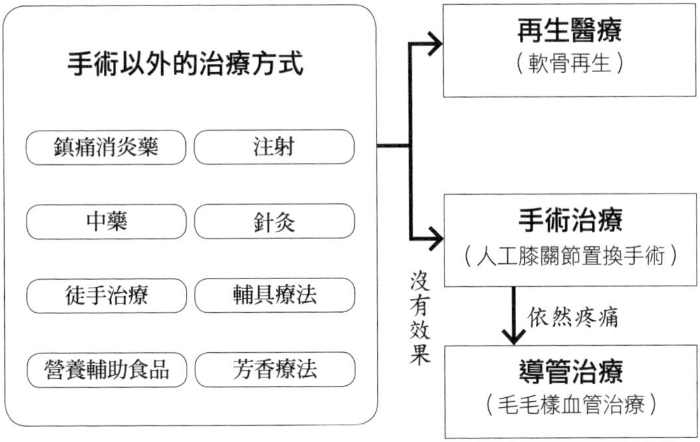

除了西醫的治療法之外，我也研究了其他各式各樣的治療法，為了讓其他治療法的科學證據與臨床結果更加明確，因而更致力於收集治療資訊、問卷調查、臨床研究與公開資訊等等。

在本書最後方附錄二的「治療法選項一覽表」中，正是以上述的研究結果為基礎，再加上我重新思考出對病友的膝蓋與全身狀態最有幫助、也最適合的治療法選項。

請務必參考這份清單，找出對自己而言最合適的治療法吧！

4-3

聰明地與**玻尿酸**、**類固醇注射**治療和平共處！

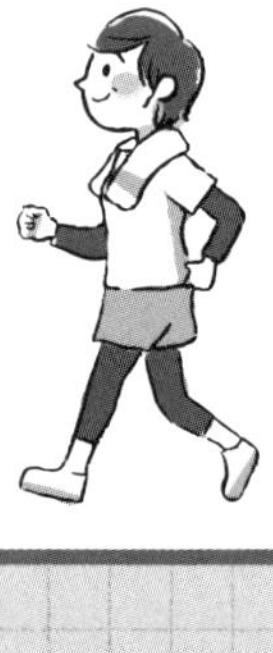

◈骨科是專門打針的地方嗎？

某天，我在休息室中聽到了一段病友們的對話，那瞬間我不禁懷疑起自己的耳朵。

「佐佐木先生今天沒來呢，不知道他怎麼了？」

「這麼說來今天真的沒看到他耶，會不會是身體不舒服呢？」

咦？醫院不就是身體不舒服才要來的地方嗎？

這是在前往骨科就診病友中很常見的現象。簡單來說，注射針劑與復健等治療，對大家來說都算是「看醫師附贈的贈品」，骨科診間逐漸演變為病友們的聊天沙龍。

若是持續治療真的能感受到成效的話，那也就罷了（能開開心心來醫院也是一件好事），但來到醫院的主要目的若是變成為了與三五好友聚會，而持續接受毫無功效的注射，就成了大問題了！

儘管有很多人在注射玻尿酸後改善疼痛問題，但另一方面也有人絲毫感受不到玻尿酸的功效。

由於玻尿酸本來就是存在於人體內的物質，針劑本身的副作用非常少，不過既然是打針，注射時也會帶來疼痛感，或是偶然將附著於皮膚的細菌打入關節，也可能會造成關節內部感染等併發症。

順帶一提，玻尿酸本身並不具備能緩和疼痛的鎮痛作用。

一般認為，玻尿酸的黏性可以作為關節的潤滑油，讓關節動作更加順暢，此外也有抑制發炎的功效，藉由這些效果來改善關節的疼痛感。

儘管以X光檢查判定為輕度~中等程度的病友，幾乎都會建議注射玻尿酸，但由於軟骨狀態與疼痛程度並不一定成正比，因此我個人在診療病友時，若是出現玻尿酸成效不彰的情形，也會考慮採用外用藥或鎮痛消炎藥來控制疼痛感。

而注射進關節內的玻尿酸，通常在四~五天內就會消失，不過對疼痛的症狀而言，大多數的情形下都可以維持更久的功效。

在**注射玻尿酸**後依然無法改善疼痛感的病友，接下來的步驟大多都是注射類固醇。我在第1章中也有提到，雖然類固醇對**抗發炎的效果很強，但副作用也比較大**，因此並不建議病友頻繁施打。

一般而言會建議半年施打1次，至少也必須間隔一個月以上才能再次施打類固醇。

每一種藥劑的施打都是如此，要是藥劑沒有確實進入關節內的空間，止痛效果就會比較弱，在注入藥劑時的疼痛感也會比較強。

這一點是跟骨科醫師的個人技巧有關，因此只能選擇擅長打針的醫師，此外別無他法。

而且，這些注射治療法都屬於**針對疼痛感的對症療法，無論持續注射了再多針劑，還是不可能恢復膝蓋原來的狀態**。

此外，若是因為膝蓋疼痛的問題獲得了改善，就**變本加厲過度活動，反而會使得症狀更加惡化**，這麼一來便得不償失了。

在注射玻尿酸、類固醇之前，必須先詳加了解這些注意事項，妥善利用治療法，才能更靈活地與膝蓋疼痛感和平共處。

4-4

判斷**適合動手術**的最佳時機，重新回到不感疼痛的雙腿！

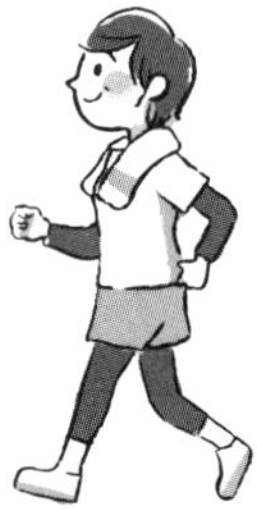

◈考慮利用手術進行根本治療

若是接受了針對疼痛感的對症療法後，依然未獲改善，而且已經對日常生活造成困難的話，為了從膝蓋的構造本身下手治療，通常會建議病友也同時考慮「動手術」這個選項。

膝關節的手術主要有下列三種：

①關節鏡手術（內視鏡手術）。

②截骨矯正手術（高位脛骨截骨矯正手術）。

③人工膝關節手術（人工膝關節置換手術）。

所謂的關節鏡手術，指的是在膝蓋上開小洞，利用內視鏡觀察膝蓋內部狀況，切除已摩擦受損的半月板及軟骨骨刺、或是清除增生的滑膜，屬於**清除關節內部異物的手術**，住院時間大約一週左右。

由於關節鏡手術的目的是取出在關節內引起發炎的物質，因此一般而言會在罹患退化性膝關節炎的初期進行。

不過，就如同我在第56頁提到過的一樣，有研究報告指出「關節鏡手術的效果僅限於手術後的一～二年內而已」，而且若是膝蓋疼痛的原因並非半月板損傷或韌帶斷裂的話，其實稱不上是很有效的手術。

截骨矯正手術則適合想要維持運動的人，這種手術**不會動到關節內部、卻可以矯正O型腿的問題**，而且甚至還有些做完這項手術的人，從原本無法跪坐變成可以順利跪坐下來。

這項手術是從脛骨內側切開，夾入一塊楔型人工骨，便能矯正O型腿與輕微的X型腿，並讓偏向膝蓋內側的重心往外側移動。

由於進行這項手術後的三～四週內不可以讓雙腿承受體重，這段期間必須住院，因此若**是高齡者、骨質疏鬆症病友、吸菸者、軟骨或半月板損傷嚴重的人，並不適合進行這項手術。**

所以，接受截骨矯正手術的人通常都是以40～50歲左右為主、算是比較年輕的世代，而且只有膝蓋中還殘留有軟骨的情況下才能進行這項手術。

人工關節手術則是從至今約四十年前就開始施行的手術，發展歷史較久。

這項手術是先切除薄薄一層膝關節表面，再利用鈦等金屬製成的人工關節，覆蓋在膝關節表面上。針對膝蓋疼痛感的問題，治癒率可達到１００％，光是在日本，一年內就有９萬人接受這項手術。

人工關節手術可分為兩種，分別是替換整個關節的「**全膝人工關節置換手術**」、以及只將一部分膝蓋替換為人工關節的「**半膝人工關節置換手術**」。

全膝人工關節置換手術的住院期間長達一個月左右，主要是退化性膝關節炎比較嚴重，無法隨心所欲走路、一走路就會產生劇烈疼痛感的人，會建議施行這項手術。

而半膝人工關節置換手術的傷口較小，住院期間也只要二週，相比之下可以比較早出院，但條件是**病友沒有O型腿、前十字韌帶還很健全的情況下**才能進行手術，因此比較適合在早期就選擇這項手術。

人工關節跟假牙一樣具有使用壽命，雖然每個人的狀況都有所不同，不過平均上大概使用二十~三十年左右就必須更換人工關節。

為了盡量避免更換人工關節，因此最好在60歲之前不要進行這項手術，更必需維持良好的生活習慣，不為膝蓋帶來過多負擔，同時也要盡可能提升肌力。實際上，接受人工膝關節置換手術的人，大部分都是60歲以上的病友。

而人工關節也會因為反覆跳躍等比較激烈的運動、或是過度肥胖造成金屬與骨骼之間形成鬆脫，因此在手術後也務必要留意保持良好的生活習慣。

此外，雖然人工關節的細菌感染風險只有1%，機率非常低，但千萬別忘了做完手術後，就必須與人工關節攜手共度一生。

動手術的時機會大幅影響接下來的人生

「應該在什麼時間選擇動手術呢？」這應該是許多人都很關心的重點吧！

不過，實際上這個問題目前在骨科並沒有一個明確的指標。

一般而言，醫師會針對病友疼痛的程度、還有疼痛感會造成日常生活動作多大的限制、以及病友本人的想法等進行評估，再決定病友是否適合接受手術。

因此，有些醫師可能會在還很早的階段就建議病友動手術，也會有些醫師可能到了一般認為動手術會比較好的階段，還在持續給予鎮痛藥或注射針劑，觀察膝蓋的情況，每個人的作法差異性很大。

此外，偶爾有些案例是動手術的部位，並非實際造成疼痛的原因，卻白白動了手術。雖然這種情況並不常見，不過，在治療過程中可能會因為病友接受了其它治療法後遲遲不見起色，就先動手術再說，演變為過度醫療的情況。

我個人的看法是，在**持續接受手術之外的治療法時，日常生活與想做的事受到膝蓋疼痛影響而無法去做，且已持續半年以上**，在這樣的情況下，我認為就是決定動手術最好的時機。

若要選擇動手術，一定要與主治醫師詳談過手術的優缺點後，在最適合自己的時機，下定決心動手術為佳。

在考慮動手術時，也請務必參考本書最後方的「治療法選項一覽表」，再做出決定。

4-5

了解目前**最新的治療法**，不要放棄治療膝蓋疼痛問題！

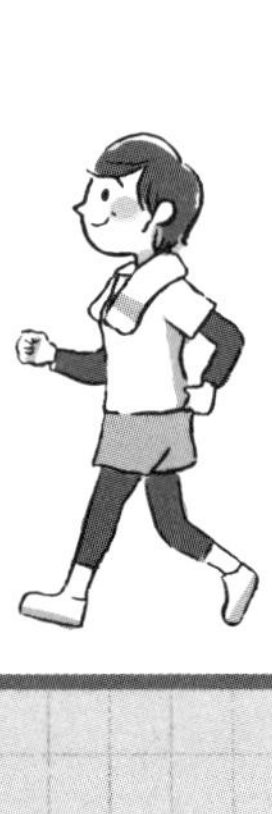

◈利用導管治療與肌筋膜剝離術去除疼痛感

即便是做完人工關節置換手術後，偶爾還是有人依然感到疼痛。由於膝蓋狀態已經藉由手術恢復健康，照理來說造成疼痛的原因已經消失了才對，如果出現這種情況，原本是沒有其它方法可以改善的。

不過近年來，出現這種情況的人也能漸漸看到一絲曙光。

因為，最近終於揭開了人工關節手術後，出現疼痛感的真相。

當人體內部產生慢性發炎時，發炎部位周圍的動脈會開始增生毛毛樣血管，就算原本的發炎已好轉，但與毛毛樣血管成對的末梢神經卻依然殘留於體內，導致讓人感受到**虛假的疼痛感**。

因此，若是長時間感到疼痛，身體就會「**記住疼痛的感覺**」，而且原本並非專門傳輸疼痛感，而是負責傳輸「冰冷」、「被觸摸」等感覺的神經，也會變得只會傳輸「疼痛感」，產生運轉錯誤的情形。

若利用導管在毛毛樣血管中注入特殊藥劑，阻塞血管，就能進行從血管獲取養分並摘除多餘增生神經的治療。

根據研究報告顯示，**利用導管治療毛毛樣血管後**，人工關節手術後殘留的疼痛感只要二～三個月左右就能獲得改善。

還有另外一個可以消除手術後疼痛感的方法，那就是最近備受矚目的**肌筋膜剝離術**。

這個方法並非針對因神經問題引起的疼痛感。若是屬於因包覆肌肉的**筋膜產生沾黏**而引起疼痛感的話，肌筋膜剝離術就能發揮功效。

當筋膜發生沾黏情形，就會讓原本可以活動的部位變得動彈不得，而連帶引起疼痛感。

因此，在一部分的骨科中會一邊照超音波確認，一邊將生理食鹽水注入筋膜隙縫中，讓沾黏的筋膜分開，以這樣的治療方式帶走疼痛感。

這項治療的成敗與醫師的技術密不可分。在我的診所中，即使沒有超音波也能順利進行這項治療，而且使用的不只是生理食鹽水而已，同時也會併用止痛藥，讓肌筋膜剝離術達到更好的效果。

膝蓋疼痛的新救世主「再生醫療」

若是無論如何都很抗拒動手術的人，還有一個選擇是「**再生醫療**」。那就是能消除發炎的**PRP療法（自體血小板血漿注射療法）**、以及讓軟骨再生的**幹細胞治療法**。

由於這兩種治療法都是利用自己的血液與脂肪等組織，因此幾乎不會產生如同藥物般的副作用，安全性高是最大特色。

關於幹細胞治療法的內容會在第200頁中詳細說明，在此我想先跟大家聊聊PRP療法。

所謂的PRP療法是將血液中的血小板濃縮後，再注射進關節內部的治療法。

血小板中含有一種名為「生長因子」的物質，可以對體內組織與細胞有效發揮提升治癒力、抑制發炎等作用。

對於服用過止痛藥、注射玻尿酸與類固醇都無法產生療效的人來說，**進行ＰＲＰ療法後大多都能獲得改善**，像是在棒球界中活躍於美國職棒大聯盟的田中將大選手，在手肘受傷之際正是接受了ＰＲＰ療法，成功避免動刀，而掀起了一波討論話題。

ＰＲＰ療法的厲害之處不僅是能提升治癒力、與以往相比大幅縮短治療期間而已，甚至可以解決「從以前就開始的慢性疼痛」、「偶爾出現的固定部位疼痛感」等，都是因為**藉由生長因子的作用再次發揮治療的功效**，讓受損的部位重新獲得治癒。

不過，這項療法的缺點就是功效會因人而異。

此外，由於這是屬於慢慢發揮功效的療法，比起只注射一次，不如注射好幾次才能**加速發揮功效**，獲得更好的治療效果。

以往的ＰＲＰ療法都含有大量的白血球，因此施行後，注射部位會發炎一陣子，有些案例甚至會感受到劇烈的疼痛感。

但我的診所中所採用的方法是製作ＰＲＰ之後，以**冷凍乾燥**的方式抽取出血小板內的生長因子，再注射於患部。

利用這個方法就可以避免白血球引起發炎，而且也幾乎解決了因注射帶來的疼痛感。

不僅如此，由於這個方法可以抽取到比以往多**2～8倍**的生長因子，因此也能期待發揮更優異的治療效果。

在此章節中介紹的三種最新治療法，都是無需住院、治療當天就能返家的治療法。

此外，由於這些都是屬於不適用於保險的自費醫療項目，因此有提供這些治療的醫療院所也很有限。

而且，這些療法都需要優良的技術才能施行，因此建議大家可向經驗豐富、見多識廣的醫師尋求診療會比較好。

4-6

幹細胞治療 是讓**軟骨再生**的唯一方法！

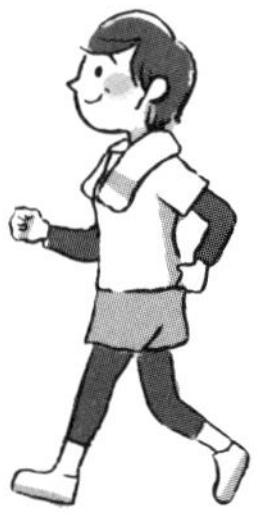

◎考慮動手術前，還可以選擇幹細胞治療

近年來還有一種能夠使軟骨再生的最新治療法，那就是在大學醫院與我的診所等部分醫療機構中率先進行的「**幹細胞治療**」。

由於這項療法是使用自己的幹細胞修復磨損的軟骨，引起排斥反應的風險較小，能從根本解決關節疼痛的問題，因此是目前醫學界寄予厚望的治療法。

若是軟骨幾乎都已經完全磨損光的狀態下，要使軟骨再生的可能性較低；若是軟骨尚未完全磨損，則很有可能可以再生。而且，這項治療不需要動手術，治療的當天就可以回家，因此對病友的身體而言也是一種**負擔極低的治療法**。

這項治療法必須先從身體採集作為軟骨之本的幹細胞。

雖然在骨髓、脂肪、滑膜等身體各部位都有幹細胞，不過根據東京醫科齒科大學所進行的研究中指出，將從骨髓、滑膜、骨膜、脂肪、肌肉這五個部位取出的幹細胞分化為軟骨後，可看出從滑膜採集的幹細胞分化為軟骨的能力最為優異。

因此，我的診所中以此作為依據，從含有**滑膜幹細胞的髕下脂肪墊**中，採集幹細胞。

雖然這個組織名為「脂肪」、外觀看起來也像是脂肪，不過其實是被分類為脂肪滑膜。我們正是從與滑膜幹細胞擁有同樣軟骨分化能力的細胞中，採集出幹細胞。

在大多數診所中，使用的是比較容易採集的腹部脂肪幹細胞，尚未有其它診所也使用髕下脂肪墊的幹細胞，因此這也是我們診所的最大特徵。

接下來，採集到的幹細胞必須培養一個月左右的時間，讓細胞數量增加。

在關節軟骨再生的療程中，幹細胞的數量與預後情形大有關聯。

根據國外的醫療數據指出，增生一千萬個、五千萬個與一億個細胞數量，互相比較軟骨再生情形後，會發現一千萬個與五千萬個並沒有太大差異，但一億個細胞數量，卻能讓軟骨形成的結果產生數十倍的差異，而且軟骨本身的再生狀態也非常良好。

不只是細胞數量會對軟骨再生帶來影響，**幹細胞的注入方式**也必須多加留意。

在我經手的治療中，會以能確實傳送到關節損傷部位的方式注射幹細胞，而且在注入之後會保持特殊的姿勢一會兒，讓患部暫時浸泡在幹細胞中，這麼一來便能提升幹細胞的植入率。

另外，當為膝蓋注入幹細胞時，我也會特別留意，將從病友組織中取出的細胞激素、與血液中血小板含有的生長因子混合在一起，就更能促進軟骨再生。

注射幹細胞的步驟結束之後，必須花六個月左右的時間觀察膝蓋的情形。注射幹細胞後的那個月，一定要完全避免進行會對膝蓋帶來負擔的所有運動與動作，才不會對軟骨再生造成妨礙。

儘管這項治療的效果因人而異，不過，在我們診所接受幹細胞治療的病友A先生（63歲男性），經過六個月後不僅膝蓋的疼痛感完全消失，經由MRI影像確認後，也**可以看出軟骨的確再生了**（請參考第205頁上方圖片）。

目前A先生恢復得很順利，甚至還能前往健身房、並進行自己喜愛的運動。另外還有一位B先生（53歲男性），從MRI影像中也可以看出他原本受損的半月板獲得了修復（請參考第205頁下方圖片）。

以上的這些成果，也成了東京醫科齒科大學正在進行的「半月板幹細胞治療」臨床實驗最佳實證。

雖然有些案例依然必須搭配手術同時進行，不過，今後幹細胞治療很有可能會成為修復半月板的最新治療法。

目前根據醫療機構的不同，各院所使用的幹細胞採集部位、培養的細胞數量、是否有注入活性化物質、術後的復健內容等，品質都有著非常顯著的差異，因此最重要的就是必須慎選實力堅強的醫療機構接受治療。

由於這項治療並不適用於保險，治療費用大約在100萬～200萬日圓之間（約台幣30萬至60萬），索價不貲。不過，因為是屬於對身體負擔極小的根本性治療，在決定進行手術之前，不妨也將幹細胞治療納入考量，仔細評估看看自己是否適合。

「接受幹細胞治療後軟骨的修復情形」

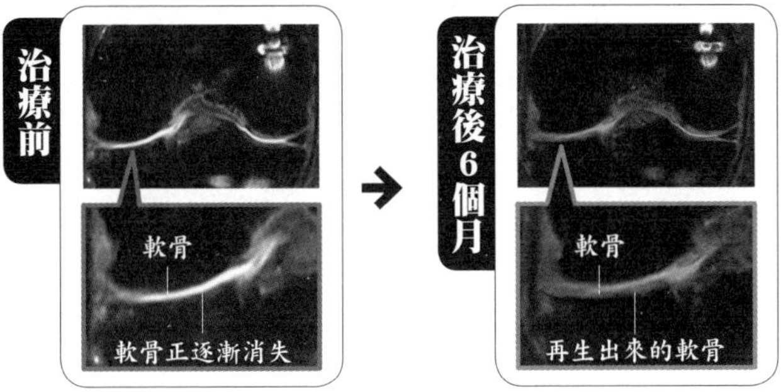

治療內容：在關節內注入自我間葉幹細胞 1×10^8 個（1 億個）（由髕下脂肪墊中採集幹細胞）

治療費用：150 萬日圓（不含稅，約台幣 45 萬左右）

治療後的追蹤檢查：治療後的 1、3、6 個月後以 MRI 影像進行評估

「接受幹細胞治療後半月板的修復情形」

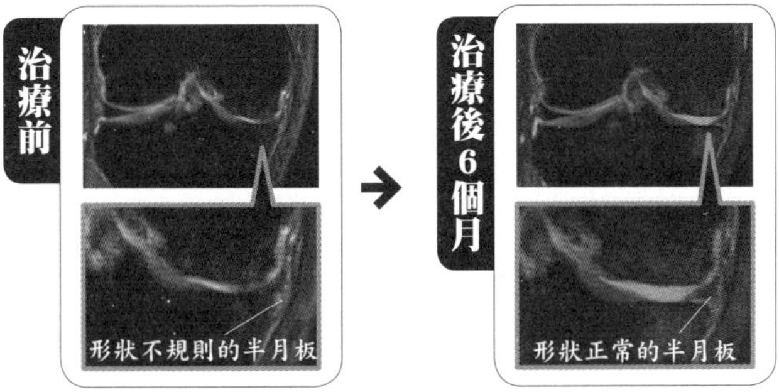

治療內容：在關節內注入自我間葉幹細胞 1×10^8 個（1 億個）（由髕下脂肪墊中採集幹細胞）

治療費用：150 萬日圓（不含稅，約台幣 45 萬左右）

治療後的追蹤檢查：治療後的 1、3、6 個月後以 MRI 影像進行評估

專欄 3

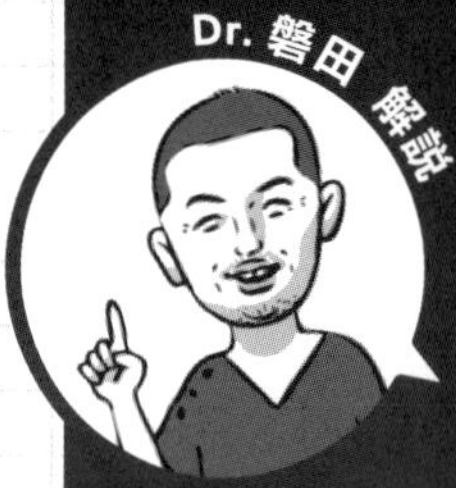

膝蓋手術的優點與缺點

人工關節手術可以從根本治療關節的構造。
請大家先詳細了解膝蓋手術的優點與缺點之後，
與醫師一起討論是否要接受人工關節置換手術。

人工關節置換手術的優點

★ 原本的膝蓋疼痛問題治癒率幾乎是 100%

★ 可以重新恢復，以漂亮的姿勢走路、大步邁開步伐

★ 雙腿可以完全伸直、姿勢變佳

★ 身體其它關節與肌肉的負擔變少

★ 活動範圍變廣，提升生活品質

【人工關節置換手術的缺點】

- 必須住院一個月左右
- 必須一邊忍耐疼痛一邊進行復健
- 放入人工關節一定會有細菌感染的風險
- 手術時、手術後可能發生血栓
- 若是人工關節鬆脫、磨損，必須進行替換人工關節的手術

判斷出最適合的手術時機，提升自己的生活品質

究竟何時動手術才是最佳時機呢？這都端看於病友個人的想法與生活型態而定，每個人都有所不同。如果「止痛治療毫無效果，想要跟以前一樣享受運動與旅行的樂趣」，這樣的人建議可以及早接受手術；另一方面，如果是「軟骨狀態不佳，但是對目前的治療效果很滿意」的人，則並不需要接受手術。人工膝關節置換手術並不是非做不可的手術，頂多只是一種解決自己生活上不便的方法而已，請大家千萬要記住這一點。

結語

讓膝蓋重返年輕的方法

◎磐田振一郎

我身為專攻膝關節的骨科醫師，已為病友治療膝蓋長達約20年的時間。在經年累月的診療下，我經常感覺到「光是在骨科接受治療，對於改善膝蓋疼痛的效果還是很有限」，這就是目前的現況。

人工膝關節置換手術可說是解決膝蓋疼痛問題的終極手段，也是從疼痛感中獲得釋放的重要選項之一，不過，由於退化性膝關節炎並不是會面臨生死交關的疾病，因此絕對沒有「非做什麼不可」的治療。

反過來說，這點也是經常讓病友感到苦惱不已的原因。

每一位病友的年齡、生活型態都不同，也因此每個人所期待的恢復情形也有所差異，有些人即使是膝關節已經完全損壞了，也只求能暫時從疼痛感中獲得釋放就好；而有些人則希望未來的人生還能繼續享受登山、打高爾夫球、旅行等樂趣。

於是我想，若是能告訴大家更多除了動手術以外有效、有科學根據的選項，應該可以稍微減輕一些大家的苦惱吧！

在這樣的想法驅使之下，我設立了「NPO法人腰痛、膝痛團隊醫療研究所」、以及關節再生醫療專門診所「Riso CLINIC」。

本書中以我行醫至今培養出的經驗為基礎，為大家集結了關於膝蓋疼痛的各種知識與經驗，包含為了緩和膝蓋疼痛感、恢復膝蓋原有能力而整理出「讓膝蓋重返年輕的方法」，以及可以了解自己膝蓋狀態的膝蓋年輕度確認表、可成為選擇治療法參考依據的一覽表，還有能拓展治療廣度的最新情報等等。

希望這本書與我的加油聲，能帶給正苦於膝蓋疼痛的人一些鼓勵。

最後，我由衷地感謝拿起這本書閱讀的讀者。

非常謝謝大家。

膝蓋年輕度確認表 附錄一

請勾選下列項目，了解自己目前膝蓋的危險度與保健方法。
若沒有符合的項目，請參考第 3 章，繼續維持關節年齡吧！

確認項目	危險度（★）／膝蓋狀況	保健方法
□只要有電梯或電扶梯，就會避免爬樓梯	★ 已有膝蓋變差的導火線	善用鞋墊、鍛鍊肌肉、減重
□鞋底從外側開始磨損		
□天氣不好或變冷時，膝蓋就會感到疼痛	★★ 將來容易出現膝蓋疼痛情形	善用鞋墊、加強鍛鍊肌肉與減重
□走樓梯時（即使膝蓋不痛）也會想扶扶手		
□雖然現在不痛，但膝蓋曾經積水過	★★★ 膝蓋很有可能已經有些微損傷	練習讓膝蓋重返年輕的體操、穿戴護膝
□早晨時會覺得膝蓋僵硬		
□膝蓋比以前腫脹	★★★★ 膝蓋已有些微損傷、並處於容易發炎的狀態	接受針灸、中醫等療程，運動後冰敷患部
□運動或長時間步行後，膝蓋會感到疼痛		
□下樓梯時膝蓋會疼痛	★★★★★ 膝蓋很有可能已經出現了構造上的問題	必須前往骨科就診
□無法跪坐		
□開始動作時（站起身或開始走路時）會產生疼痛感		

最適合你的膝蓋疼痛治療法是？

附錄二 治療法選項一覽表

當猶豫不決、不知該選擇何種方式治療膝蓋疼痛問題時，就靈活運用這份一覽表吧！在此推薦 10 種治療法。

1 關節注射

在膝蓋注射玻尿酸，是一種可以緩解疼痛感的治療法。當發炎情形嚴重時，也可以使用類固醇。

2 柔道整復

藉由按摩、貼布、低周波療法與溫熱療法等手法，緩解肌肉與肌腱的疼痛感。

3 營養輔助食品

服用葡萄糖胺、軟骨素、MSM、第二型膠原蛋白、玻尿酸、寒天寡糖等營養輔助食品，也是可以抑制膝蓋發炎的方法。

4 再生醫療

再生醫療包含了能消除發炎的PRP療法、讓軟骨再生的幹細胞治療等，由於是使用自己的血液與脂肪，因此副作用少、安全性高。

5 手術

接受以人工關節手術為首的各式手術，從根本改變膝蓋構造。

6 中藥

屬於中醫，利用自然界的植物與礦物等藥材，互相搭配組合製成中藥，依照症狀與體質給予診斷、治療。

7 DKS 療法（肌肉機能調節）

這是一種能強化原本衰弱的肌肉、調整肌力平衡，並改善疼痛的治療法。在皮膚貼上高純度鈦鍺能量貼布，幫助恢復肌肉機能。

8 針灸

利用金屬細針刺入穴道，或燃燒艾草為穴道帶來刺激，藉此緩解疼痛感與肌肉僵硬等問題，並幫助促進血液循環。

9 積聚治療

積聚治療是日本研發出的針灸流派之一，是從腹部疼痛、僵硬、跳動等症狀做出診斷，並在背後輕輕插針的治療法。

10 良導絡

良導絡是日本研發出的針灸流派之一，測量皮膚的電阻後，掌握體表自律神經（交感神經）的興奮性，並施以針灸治療的方法。

STEP 1

在瀏覽第 213 ～ 214 頁治療法選項一覽表之前，請先回答下列的問題。依照測驗的結果再進行 STEP 2，決定該採用何種治療法。

質問	Yes	No
① 開始動作時膝蓋會痛	◇◇	●
② 無法順暢地伸展、彎曲膝蓋	◇	
③ 無法一步一階上下樓梯	◇◇	●
④ 膝蓋腫脹	◇◇	●
⑤ 經常有疲憊感	●	
⑥ 淺眠、睡不著	●	
⑦ 手腳冰冷	●	
⑧ 手腳浮腫	●	
⑨ 身體質量指數（BMI）在25以上	➡ 必須接受營養指導	
⑩ 1天走路的時間沒有超過30分鐘	➡ 必須接受運動指導	
⑪ 至今接受過3種（骨科、中醫、針灸等）以上的治療，但成效不佳	➡ 需考慮再生醫療、手術	

※ 身體質量指數（BMI）＝「體重（公斤）÷ 身高（公尺）÷ 身高（公尺）」

◇ 總共有……………… 個　　● 總共有……………… 個

◇數量較多的人 ——→ 請前往 A

●數量較多的人 ——→ 請前往 B

◇與●數量一樣多的人 ——→ 參考 A 或 B 都可以

STEP 2-Ⓐ 西醫治療法選項一覽表

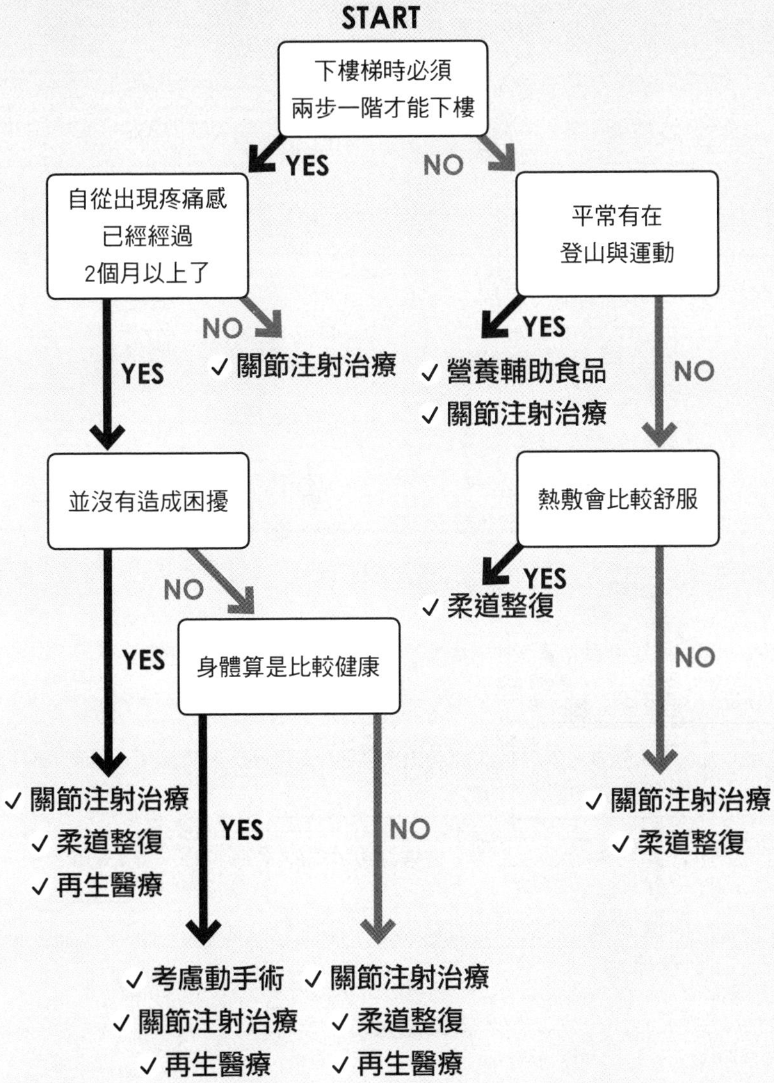
START
下樓梯時必須兩步一階才能下樓
YES
NO
自從出現疼痛感已經經過2個月以上了
平常有在登山與運動
NO
✓關節注射治療
YES
YES
✓營養輔助食品
✓關節注射治療
NO
並沒有造成困擾
熱敷會比較舒服
NO
YES
✓柔道整復
YES
身體算是比較健康
NO
✓關節注射治療
✓柔道整復
✓再生醫療
YES
NO
✓關節注射治療
✓柔道整復
✓考慮動手術
✓關節注射治療
✓再生醫療
✓關節注射治療
✓柔道整復
✓再生醫療

STEP 2-B 中醫治療法選項一覽表

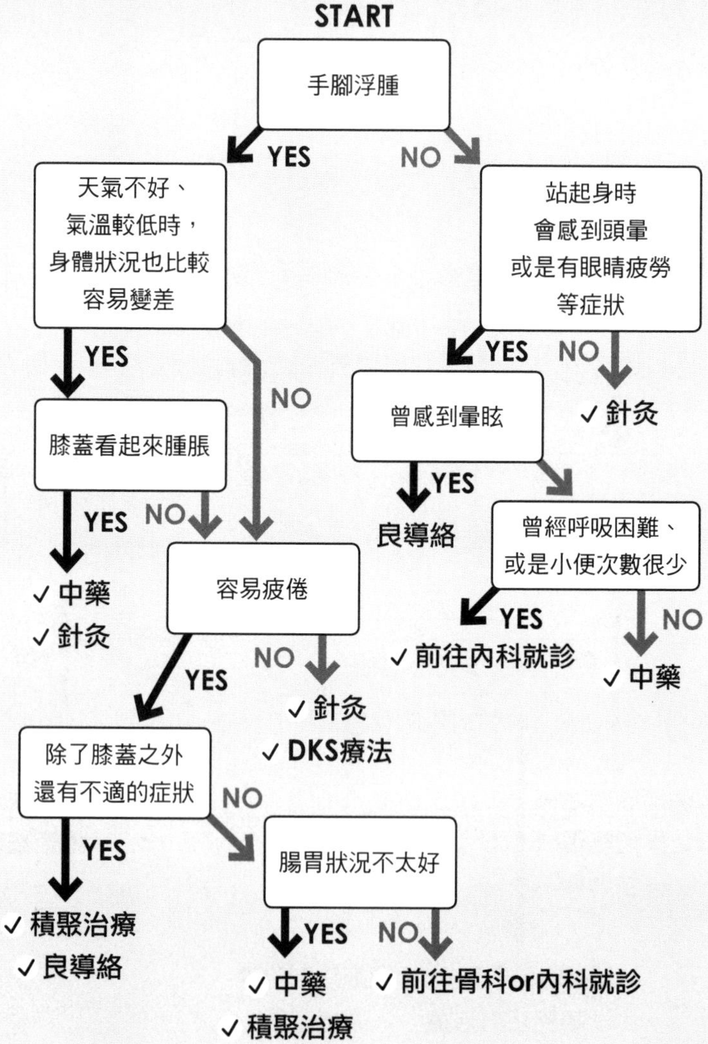
START
手腳浮腫
YES
NO
天氣不好、氣溫較低時，身體狀況也比較容易變差
站起身時會感到頭暈或是有眼睛疲勞等症狀
YES
NO
膝蓋看起來腫脹
YES
NO
✓中藥
✓針灸
容易疲倦
YES
NO
✓針灸
✓DKS療法
除了膝蓋之外還有不適的症狀
YES
NO
✓積聚治療
✓良導絡
腸胃狀況不太好
YES
NO
✓中藥
✓積聚治療
✓前往骨科or內科就診
YES
NO
✓針灸
曾感到暈眩
YES
良導絡
曾經呼吸困難、或是小便次數很少
YES
NO
✓前往內科就診
✓中藥

參考資料

◎ Reginster, JY. et al.: Lancet 357:251-256,2001

◎ BMJ（Clinical research ed.）. 2015 Jun 16；350；h2747. doi:10.1136/bmj.h2747

◎ J B Thorlund, C B Juhl, E M Roos, L S Lohmander

◎「変形性膝関節症の運動・生活ガイド」（暫譯：「退化性膝關節炎的運動、生活指南」）第 3 版　2005 年、杉岡洋一（監修）、日本医事新報社（出版）

◎ nature genetics VOL.37 No.2、2005 年「アスポリンのアスパラギン酸反復配列の多型が軟骨形成を抑制し、変形性関節症の罹病性を上げる」（暫譯：「asporin 的天門冬胺酸反覆序列多型會抑制軟骨形成，提升退化性關節炎的罹患機率」）

◎小林製藥身體情報「すこぶる」2017 年秋季號

◎「漢方医学用語のない漢方案内～整形外科　実臨床でのアルゴリズム～」（暫譯：「沒有漢方醫學用語的中藥介紹～骨科 在實際臨床中的應用」）東京蒲田醫院　冨澤英明　2018 年

◎ https://www.rehabilimemo.com/entry/2016/01/07/133947

◎「軽度から中程度の変形性ひざ関節症の方にカテーテル治療を行った後の、中期成績と MRI の変化」（暫譯：「為輕度到中度退化性膝關節炎病友進行導管治療後的中期結果與 MRI 的變化」）奥野祐次　2017 年

〔DR.ME 健康系列 HD0175〕

擁有好膝力！逆轉退化性膝關節炎

——最強膝蓋診治保健法，告別疼痛、找回蹲坐行走自如的雙腿！

作　　者／磐田振一郎
翻　　譯／林慧雯
插　　畫／安達美樹
攝　　影／NATSUKI（STUDIO BAN BAN）
MODEL／平野ひかる
選　　書／梁瀞文
責任編輯／梁瀞文

行銷經理／王維君
業務經理／羅越華
總 編 輯／林小鈴
發 行 人／何飛鵬
出　　版／原水文化
台北市民生東路二段141號8樓
電話：02-2500-7008　傳眞：02-2502-7676
網址：http://citeh2o.pixnet.net/blog　E-mail：H2O@cite.com.tw
發　　行／英屬蓋曼群島商家庭傳媒股份有限公司城邦分公司
台北市中山區民生東路二段141號2樓
書虫客服服務專線：02-25007718；02-25007719
24小時傳眞專線：02-25001990；02-25001991
服務時間：週一至週五上午09:30-12:00；下午13:30-17:00
讀者服務信箱E-mail：service@readingclub.com.tw
劃撥帳號／19863813；戶名：書虫股份有限公司
香港發行／香港灣仔駱克道193號東超商業中心1樓
電話：852-2508-6231　傳眞：852-2578-9337
電郵：hkcite@biznetvigator.com
馬新發行／城邦（馬新）出版集團
41, Jalan Radin Anum, Bandar Baru Sri Petaling,
57000 Kuala Lumpur, Malaysia.
電話：603-9057-8822　傳眞：603-9057-6622
電郵：cite@cite.com.my

城邦讀書花園
www.cite.com.tw

美術設計／鄭子瑀
製版印刷／卡樂彩色製版印刷有限公司

初　　版／2020年6月30日
初版2.3刷／2022年9月20日
定　　價／380元
ISBN 978-986-99073-3-0

國家圖書館出版品預行編目資料

擁有好膝力！逆轉退化性膝關節炎／磐田振一郎著；林慧雯譯．-- 初版．-- 臺北市：原水文化出版：家庭傳媒城邦分公司發行，2020.6
面；　公分．--（DR.ME 健康系列；HD0175）
ISBN 978-986-99073-3-0（平裝）

1. 膝痛　2. 退化性關節炎　3. 健康法

416.618　109008400

100-SAI MADE JIBUN NO ASHI DE ARUKERU HIZA NENREI WAKAGAERI METHOD
by Shinichiro Iwata

Original Japanese edition published by TATSUMI PUBLISHING CO., LTD.

This Traditional Chinese language edition is published by arrangement with TATSUMI PUBLISHING CO., LTD., Tokyo in care of Tuttle-Mori Agency, Inc., Tokyo through Future View Technology Ltd., Taipei.